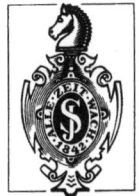

Pädiatrie: Weiter- und Fortbildung
Herausgegeben von H. Ewerbeck

Endokrinologie

Redaktion: H. Stolecke

Unter Mitarbeit von
W. Andler O. Butenandt Chr. Feldhoff
H. Grosse-Wilde B. Hauffa W. Havers
M. Klett H. Stolecke

Mit 8 Abbildungen und 9 Tabellen

Springer-Verlag
Berlin Heidelberg New York 1983

Herausgeber

Prof. Dr. Hans Ewerbeck
Kinderkrankenhaus der Stadt Köln, Amsterdamer Straße 59
5000 Köln 60 (Riehl)

Redakteur

Prof. Dr. Herbert Stolecke
Abteilung für Endokrinologie, Kinderklinik und Poliklinik,
Universitätsklinikum der Gesamthochschule Essen,
Hufelandstraße 55, 4300 Essen 1

ISBN-13:978-3-540-11860-2   e-ISBN-13:978-3-642-68764-8
DOI: 10.1007/978-3-642-68764-8

CIP-Kurztitelaufnahme der Deutschen Bibliothek
Endokrinologie/Red.: H. Stolecke. Unter Mitarb. von W. Andler ... – Berlin;
Heidelberg; New York: Springer, 1983.
(Pädiatrie)
ISBN-13:978-3-540-11860-2

NE: Andler, Werner [Mitverf.]

Das Werk ist urheberrechtlich geschützt. Die dadurch begründeten Rechte, insbesondere die der Übersetzung, des Nachdruckes, der Entnahme von Abbildungen, der Funksendung, der Wiedergabe auf photomechanischem oder ähnlichem Wege und der Speicherung in Datenverarbeitungsanlagen bleiben, auch bei nur auszugsweiser Verwertung, vorbehalten.
Die Vergütungsansprüche des § 54, Abs. 2 UrhG werden durch die ‚Verwertungsgesellschaft Wort', München, wahrgenommen.

© by Springer-Verlag Berlin Heidelberg 1983

Die Wiedergabe von Gebrauchsnamen, Handelsnamen, Warenbezeichnungen usw. in diesem Werk berechtigt auch ohne besondere Kennzeichnung nicht zu der Annahme, daß solche Namen im Sinne der Warenzeichen- und Markenschutz-Gesetzgebung als frei zu betrachten wären und daher von jedermann benutzt werden dürften.
Herstellung: Oscar Brandstetter Druckerei GmbH & Co. KG, 6200 Wiesbaden
2125/3140-543210

Geleitwort

Da die enorme Zunahme medizinischer Information jetzt auch in der Kinderheilkunde dazu geführt hat, daß das fachärztliche Wissen etwa alle acht Jahre zur Hälfte erneuerungsbedürftig ist, neigen viele Kollegen zur Resignation. Die offensichtliche Unmöglichkeit alle neuen Erkenntnisse schnell zu verarbeiten, führt zu einer Art Informationsabwehr. Man zieht sich auf die „eigenen Erfahrungen" zurück und beruhigt sein Gewissen durch die Annahme einer simplifizierten, oft durch bestimmte Interessenkreise manipulierten Fortbildung.

Das Bedürfnis nach laufender Fortbildung und nach Übersicht über das eigene Fachgebiet sollte aber nicht erlahmen. Unsere Fortbildung sollte nicht nur dem Zufall überlassen bleiben. Allerdings ist es auch dem Fortbildungswilligen heute neben seiner Tätigkeit in Klinik und Praxis kaum mehr möglich, aus dem Meer der Informationen das Wichtigste alleine herauszusuchen.

In dieser Lage bietet diese Reihe eine Hilfe an. Zahlreiche in der Kinderheilkunde auf Spezialgebiete konzentrierte Kollegen haben sich bereit erklärt, aus ihrem Fachgebiet für die Fortbildungswilligen die wichtigsten Fortschritte für Klinik und Praxis zu selektionieren, so daß sich der Leser auf ihr Fachwissen stützen kann.

Verlag und Herausgeber bemühen sich zusätzlich, diese Informationen so darzubieten, daß man sie ohne Zeitverlust und ohne die Lektüre unwesentlicher Einzelheiten aufnehmen und sich einprägen kann. Diese Fortschrittsberichte sollen in unregelmäßigen Abständen erscheinen und aus allen Spezialgebieten der Kinderheilkunde in gedrängter und systematischer Form das Wichtigste zur Darstellung bringen.

H. Ewerbeck

Vorwort

Die große Zahl wichtiger und neuer Fakten auf dem Gebiet der Endokrinologie macht eine Themenauswahl für einen pädiatrisch orientierten Fort- und Weiterbildungsbeitrag zwangsläufig subjektiv. Dies wird jedoch kaum zu einem wertlimitierenden Problem, weil die in relativ kurzen Abständen vorgesehenen Fortsetzungsbände letztlich ein breites Spektrum der Thematik ermöglichen. Der Umfang eines Bandes wird von der Grundkonzeption der Reihe wesentlich mitbestimmt. Sie besteht ja darin, aktuelle Schwerpunkte neuer Erkenntnisse zu vermitteln, wobei ein solides Wissensfundament vorausgesetzt werden muß oder mit Hinweis auf entsprechende Lehr- und Handbücher erworben werden kann.

Die in diesem Band erörterten Themen sind unter drei Gesichtspunkten zusammengestellt.

1. Es sollten vergleichsweise wenig bekannte *pathophysiologische Fakten und Zusammenhänge* erörtert werden, die praktisch wichtigen Krankheitszuständen zugrunde liegen. Diese Kenntnisse erleichtern nicht zuletzt v. a. auch das erklärende Gespräch mit Patienten und Angehörigen.

2. Es war ein Anliegen, *aktuelle diagnostische Möglichkeiten ebenso wie Verlaufserfahrungen* darzustellen und hier ein bestimmtes Krankheitsproblem transparenter zu machen.

3. Schließlich sollten im Rahmen der vorgegebenen thematischen Auswahl neuere *therapeutische Aspekte* angesprochen werden, die immer wieder Anlaß zu Rückfragen und Gesprächen in Praxis und Klinik sind.

Dieses Konzept der Themenauswahl und Bearbeitung ist nun mit unterschiedlicher Gewichtung erkennbar. Alle Autoren haben ihr spezielles Fachwissen kritisch eingebracht und so zu dieser Gewichtung innerhalb der einzelnen Kapitel beigetragen. So entstand ein erster endokrinologischer Band mit aktuellen Beiträgen, die nicht nur den Fort- und Weiterbildungsprozeß beleben, sondern auch die wissenschaftliche Diskussions- und Denkfreudigkeit anregen sollen.

Essen, November 1982 H. Stolecke

Inhalt

1 Aktuelle Probleme des Längenwachstums
(H. Stolecke, Chr. Feldhoff und B. Hauffa) . . 1

1.1 Hormonelle Hochwuchstherapie (H. Stolecke). 1
1.1.1 Vorbemerkung 1
1.1.2 Indikation, Therapieschema und
Wirkungsmechanismus. 1
1.1.3 Therapieergebnisse und ihre Analyse. 4
1.1.4 Einfluß der Therapie auf endokrine Parameter . 9
1.1.5 Anmerkungen zur Frage des Therapierisikos . . 10
1.1.6 Zur Rolle des Arztes bei der Entscheidung für oder
gegen eine Behandlung. 13

1.2 Wachstumshormon und konstitutionelle
Entwicklungsverzögerung (H. Stolecke). . . . 15
1.2.1 Normvariante konstitutionelle
Entwicklungsverzögerung? 15
1.2.2 Untersuchungen zur GH-Sekretion 15
1.2.3 Klinische Beobachtungen. 17
1.2.4 Folgerungen für die Praxis 17

1.3 Wachstum bei chronisch nierenkranken
Kindern (Chr. Feldhoff) 18
1.3.1 Wachstumsstörungen bei Nierenerkrankungen
ohne Einschränkung der glomerulären Filtration 19
1.3.2 Wachstumsstörungen bei chronischer
Niereninsuffizienz ohne und mit
Dialysebehandlung 22
1.3.3 Wachstumsstörungen nach erfolgreicher
Nierentransplantation 27

1.4 Turner- und Noonan-Syndrom mit besonderer
Berücksichtigung des Längenwachstums
(B. Hauffa). 29

1.4.1 Vorbemerkung	29
1.4.2 Turner-Syndrom	29
1.4.3 Noonan-Syndrom	34
1.4.4 Zukünftige Möglichkeiten einer Beeinflussung des Längenwachstums bei Turner- und Noonan-Syndrom	36
2 ***Hypothyreosescreening*** (M. Klett)	39
2.1 Einleitung	39
2.2 Bemerkungen zu Organisation und Aufwand des Hypothyreosescreenings	40
2.3 Ergebnisse des Hypothyreosescreenings	42
2.3.1 Bundesrepublik Deutschland	42
2.3.2 Europa	43
2.3.3 Überseeische Gebiete	44
2.3.4 Internationaler Vergleich	46
2.4 Besonderheiten der Schilddrüsenfunktion bei Neu- und Frühgeborenen	47
2.4.1 Schilddrüsenfunktion bei Reif- und Frühgeborenen	47
2.4.2 Einfluß neonataler Erkrankungen	49
2.4.3 Veränderungen nach Jodkontamination	51
2.4.4 Einfluß von Schilddrüsenantikörpern und Immunglobulinen	51
2.4.5 Inadäquate Hyperthyreotropinämie	52
2.5 Diagnostik, Therapie und Prognose der angeborenen Hypothyreose	53
2.5.1 TSH-Screening in der Bundesrepublik Deutschland: Diagnostik und Therapie	53
2.5.2 Pränatale Diagnostik der angeborenen Hypothyreose	53
2.5.3 Prognose bei primärer und sekundärer Hypothyreose	54
3 ***Endokrine Störungen bei Kindern mit sellanahen Hirntumoren und anderen zentralnervösen Erkrankungen*** (W. Andler)	59
3.1 Tumorart	59
3.2 Klinische Bedeutung endokrinologischer Defekte bei sellanahen Tumoren	59

3.2.1 Gestörtes Längenwachstum	60
3.2.2 „Wachstumshormonunabhängiges" Längenwachstum	61
3.2.3 Dienzephales Kachexiesyndrom und sexuelle Frühreife	62
3.2.4 Hypogonadismus	63
3.2.5 Sekundäre/tertiäre Nebennierenrindeninsuffizienz	64
3.2.6 Diabetes insipidus	64
3.2.7 Störungen des Wasser- und Elektrolythaushalts	65
3.3 Interpretation der Laborbefunde bei zentralnervösen endokrinologischen Störungen	66
3.3.1 Endokrinologische Funktionstests	66
3.3.2 Zusammenfassung	69
3.4 Einfluß kausaltherapeutischer Maßnahmen auf die endokrine Funktion bei Patienten mit sellanahen Tumoren	70
3.5 Experimentelle Untersuchungen zur prasellären Raumforderung	71

4 Endokrinologische Aspekte bei onkologischen Erkrankungen im Kindes- und Jugendalter (W. Havers) 75

4.1 Einleitung	75
4.2 Neuroblastom	75
4.3 Nephroblastom	77
4.4 Hepatoblastom	78
4.5 Tumoren des Hodens	79
4.6 Tumoren des Ovars	79
4.7 Phäochromozytom und multiple endokrine Adenomatosesyndrome	80
4.8 Tumoren der Nebennierenrinde	81
4.9 Histiocytosis X	81
4.10 Nebenwirkungen der medikamentösen Tumor- und Leukämiebehandlung	82
4.11 Nebenwirkungen der Strahlentherapie	82

5 Prolaktin im Kindes- und Jugendalter (O. Butenandt) 87

5.1 Einführung	87

5.2	Prolaktinserumspiegel in Abhängigkeit vom Lebensalter	87
5.3	Tagesrhythmik der Prolaktinsekretion	88
5.4	Stimulationstest für Prolaktin	88
5.5	Prolaktinspiegel bei Erkrankungen im Kindesalter	88
5.5.1	Adipositas	88
5.5.2	Hypothyreose	89
5.5.3	Hypothalamische Störungen	89
5.5.4	Prolaktinproduzierende hypophysäre Tumoren	89
5.5.5	Gynäkomastie	90
5.5.6	Galaktorrhö	90

6	*Kongenitale Nebennierenrindenhyperplasie* (H. Stolecke mit einem Beitrag von H. Grosse-Wilde)	92
6.1	Einleitende Bemerkungen und thematische Eingrenzung	92
6.2	Genetik	93
6.2.1	HLA-Assoziation des C-21-Hydroxylasemangels, Heterozygotie und antenatale Diagnostik (H. Grosse-Wilde)	93
6.2.2	Salzverlustsyndrom (SVS)	104
6.3	Klinik und Diagnostik	104
6.3.1	Schwachformen des C-21-Hydroxylasemangels (Mini-AGS, Late-onset-AGS)	105
6.3.2	Behandlungsbedürftige Elektrolytstörung	105
6.3.3	Ergebnisse endokrinologischer Untersuchungen zur Erfassung heterozygoter Merkmalsträger	105
6.3.4	Endokrinologische Parameter bei antenataler Diagnostik	106
6.3.5	Diagnostisch relevante Parameter	106
6.4	Therapie mit Mineralokortikoiden	108
6.5	Verlaufskontrolle	109
6.6	Sonstiges	109

7	*Neue Aspekte zur embryonalen männlichen Geschlechtsentwicklung* (H. Stolecke, referiert nach E. Passarge)	114
7.1	Vorbemerkungen	114

7.2	Genetische und endokrinologische Fakten	114
7.3	H-Y-Antigen	115
7.4	Störungen der männlichen Geschlechtsentwicklung	115
7.5	H-Y-Antigen und XY-Gonadendysgenesie	116

Autorenverzeichnis

Priv.-Doz. Dr. W. Andler
Vestische Kinderklinik, Lloydstraße 5, 4354 Datteln

Prof. Dr. O. Butenandt
Universitätskinderklinik München, Lindwurmstraße 4, 8000 München 2

Dr. Chr. Feldhoff
Abteilung für Nephrologie, Kinderklinik und Poliklinik, Universitätsklinikum der Gesamthochschule Essen, Hufelandstraße 55, 4300 Essen 1

Prof. Dr. H. Grosse-Wilde
Institut für Medizinische Virologie und Immunologie, Universitätsklinikum der Gesamthochschule Essen, Virchowstraße 171, 4300 Essen 1

Dr. B. Hauffa
Abteilung für Endokrinologie, Kinderklinik und Poliklinik, Universitätsklinikum der Gesamthochschule Essen, Hufelandstraße 55, 4300 Essen 1

Priv.-Doz. Dr. W. Havers
Kinderklinik und Poliklinik, Universitätsklinikum der Gesamthochschule Essen, Hufelandstraße 55, 4300 Essen 1

Priv.-Doz. Dr. M. Klett
Abteilung für Pädiatrische Endokrinologie, Universitätskinderklinik, Im Neuenheimer Feld, 6900 Heidelberg 1

Prof. Dr. Herbert Stolecke
Abteilung für Endokrinologie, Kinderklinik und Poliklinik, Universitätsklinikum der Gesamthochschule Essen, Hufelandstraße 55, 4300 Essen 1

1 Aktuelle Probleme des Längenwachstums

H. Stolecke, Chr. Feldhoff und B. Hauffa

1.1 Hormonelle Hochwuchstherapie

H. Stolecke

1.1.1 Vorbemerkung

Mit der Bezeichnung „*hormonelle Hochwuchsbehandlung*" wird die Gabe hoher Sexualhormondosen an Kinder mit *idiopathischem (familiärem) Hochwuchs zur Verminderung der Endlänge* angesprochen. Es wird gleichzeitig unterstellt, daß andere Formen übermäßigen Längenwachstums differentialdiagnostisch ausgeschlossen wurden.

Definition „Hochwuchs"

Hochwüchsig ist definitionsgemäß ein Kind mit einem Längenmaß *über der 97. Perzentile* oder mit mehr als 2 SD über dem altersgemäßen Mittelwert. Dabei sollte hinsichtlich „*altersgemäß*" *das Knochenalter* zugrunde gelegt werden. Was die Endlängenmaße betrifft, so beginnt Hochwüchsigkeit *bei der Frau bei 177 cm* und *beim Mann bei 190 cm* (somatographische Daten nach Kunze u. Murken [9]).

Familiärer Hochwuchs Keine Krankheit

Man muß stets daran erinnern, daß die genannten Grenzen statistischer Art sind und die 97. Perzentile wie auch ein Wert $\bar{x} \pm 2$ SD 3–4% der normalen Streuung („range") eines Parameters nicht erfassen. Weiterhin ist ebenso deutlich darauf hinzuweisen, daß der familiäre bzw. idiopathische Hochwuchs keine Krankheit ist, wenn man den Krankheitsbegriff nicht in den Bereich von Miß- oder Fehlempfindungen psychischer, psychosozialer oder psychosomatischer Art ausdehnen will, in einen Bereich also, der nosologisch schwer oder gar nicht mehr abgrenzbar ist.

1.1.2 Indikation, Therapieschema und Wirkungsmechanismus

Indikation zur Therapie

Akzeptiert man den Standpunkt, daß der familiäre Hochwuchs nicht als Krankheit angesehen werden kann, gibt es

Psychosoziale Indikation

folgerichtig auch **keine zwingende Indikation** für eine Behandlung. Wenn dennoch eine „hormonelle Hochwuchsbehandlung" vorgenommen wird, wird man ihre **Indikation psychosozial** motiviert sehen müssen. Hochwüchsigkeit irritiert beim weiblichen Geschlecht tradierte Normvorstellungen über die Körperlänge der Frau, Vorstellungen, die eng mit ihrer soziologischen Stellung und Rolle verbunden sind. Die Sorge der Eltern über psychologische, gesellschaftliche wie berufliche Nachteile ihrer hochwüchsigen Tochter sind – leider – berechtigte Sorgen. Bei hochwüchsigen Knaben hingegen werden in erster Linie die Auffälligkeit gegenüber der Norm, die Ausnahmeerscheinung in der Altersgruppe, aber auch erwartete Behinderungen der beruflichen Aktivitäten als Behandlungsindikation gesehen. Auch rein praktisch orientierte Gründe (Kleidung, Mobiliar u. a.) kommen hier vermehrt zur Sprache.

So sehr auch diese Perspektiven den Anspruch einer Gesellschaftsordnung, pädagogisch fortschrittlich, soziologisch gebildet und tolerant sein zu wollen, als kläglich entlarven, so unabweisbar sind es eben diese Defizite in unserer Umwelt, die hochwüchsige Kinder bereits im Kindesalter, spätestens z. Z. der Pubertät seelisch erheblich belasten, z. T. isolieren und normale Lern- und Entwicklungsvorgänge beeinträchtigen. Der Arzt wird in dieser Situation fast gezwungen, die psychosoziale Indikation zu akzeptieren und als vor seinem Gewissen verantwortbar, also ethisch gerechtfertigt anzusehen.

Längenmaße und Behandlung

Wenngleich starre Längenmaßgrenzen (Wachstumsprognose) die individuell zu stellende Indikation zur Hochwuchsbehandlung zu sehr schematisieren, ist hier eine gewisse Übereinkunft nützlich und hilfreich. Zumindest in Mitteleuropa besteht unter den Fachleuten weitgehend einheitlich die Meinung, **bei Mädchen** bis zu Prognosewerten von 180 cm eine Hochwuchsbehandlung abzulehnen. Einige Zentren in der Bundesrepublik gehen darüber hinaus und diskutieren eine Behandlung erst ab Prognosewerten von **183 cm** (Tübingen) bzw. **185 cm** (Hamburg). In Essen vertreten wir die Meinung, daß erst ab einer korrigierten Prognose von 185 cm (s. 1.1.3) eine Behandlung ernsthaft erwogen werden sollte. Im Einzelfall muß man aber mit Rücksicht auf den psychologischen Charakter der Indikation auch bereit sein, auf fixe Maßzahlen zu verzichten. Für uns liegen allerdings Prognosewerte von 180–185 cm außerhalb des Bereichs, der *aus sich heraus* eine seelische Konfliktsituation mit sich bringt.

Beim Knaben können Prognosewerte über *195 cm* eine relative Indikation bedeuten, Prognosewerte über 200 cm machen stets ernsthafte Analysen der individuellen Situation notwendig und führen meist zu dem Beschluß, eine Behandlung durchzuführen.

Wie im folgenden Abschnitt noch darzustellen ist, hängt der Behandlungserfolg u. a. auch von einem möglichst frühen Beginn der Behandlung ab. Wir sind jedoch grundsätzlich der Meinung, daß die durch die Hormongabe forciert verlaufende Geschlechtsentwicklung bei Kindern unter 11 Jahren eine zusätzliche Belastung bedeutet, die in ihrer Dimension durch die geringfügige Steigerung des Therapieeffekts im Vergleich zu demjenigen bei einem etwas späteren Behandlungsbeginn in keinem Falle gerechtfertigt ist.

Therapie Das *Therapieschema* ist in allen Zentren prinzipiell gleich: *hohe Dosen von Sexualhormonen bis zum praktisch vollständigen Schluß der Wachstumsfugen.* Dieser ist bei einem Knochenalter von 15 Jahren bei Mädchen und von 17 Jahren bei Knaben erreicht; zu diesem Zeitpunkt beträgt die Länge 99% der potentiellen Endlänge.

Die Behandlungsmodalitäten sind unterschiedlich. *Bei Knaben* werden 500 bzw. 1000 mg/m^2 KOF im Monat [19,3] eines Depottestosteronpräparats in 14tägigen Abständen i. m. gegeben.

Bei Mädchen variiert die Östrogendosis, die Art des Östrogenpräparats, der Verabreichungsmodus und die zeitliche Struktur der Östrogenmedikation (zyklisch, kontinuierlich). In Tabelle 1.1 sind die Modalitäten der Hochwuchstherapie bei Mädchen zusammengestellt; Literatur nach 1976 s. [2, 3, 4, 6, 7, 11, 17].

Wir haben in Essen seinerzeit das Protokoll der Züricher Arbeitsgruppe übernommen [12, 18].

Äthinylöstradiol (Tbl. à 0,2 mg) wird kontinuierlich eingenommen und mit 3 · 0,1 mg tgl. dosiert. Vom 10.–26. Tag des Zyklus werden tgl. 10 mg Norethisteronacetat (Tbl. à 10 mg) verabreicht.

Wirkung Der *Wirkungsmechanismus* der Sexualhormonbehandlung besteht in einer Verkürzung der Zeitspanne, in der ein Längenzuwachs möglich ist. Dies wird durch die hormoninduzierte *Beschleunigung der Skelettreife* erreicht, während die Wachstumsrate nicht entsprechend zunimmt.

Bei der Behandlung hochwüchsiger *Mädchen* konnte darüber hinaus gezeigt werden, daß die *östrogenen Hormone* den

3

Tabelle 1.1. Modalitäten der Hochwuchsbehandlung bei Mädchen

Östrogenpräparate	Dosis	Verabreichungsmodus
Äthinylöstradiol [7, 11, 17]	0,2–0,5 mg/Tag	Peroral
Äthinylöstradiolsulfonat [6]	2 mg/Woche	Peroral
Konjugierte Östrogene [3]	6 × 1,25 mg/Tag	Peroral
Östradiolvaleriat [2]	10 mg/Woche bzw. 3 · 10 mg/Monat	i. m.
Östradiol [4]	5–7 Pellets à 25 mg/6 Monate	Implantiert

Abbau des proliferierten Endometriums
- Zyklische Verabreichung des Östrogenpräparats [17]
- Wie vor, jedoch mit Oxyprogesteroncapronat kombiniert [2]
- Kontinuierliche Östrogenmedikation mit Gestagengabe jede 4. Woche [3, 4, 6, 7, 11]

Gestagenpräparat	Dosis
Norethisteronacetat	6 Tage 15 mg/Tag [17]
	7 Tage 10 mg/Tag [6, 7]
Oxyprogesteroncapronat	125 mg i. m. [2]
Medroxyprogesteronacetate	5–7 Tage 10 mg/Tag [4]
	5 Tage 10 mg/Tag [11]

Somatomedinspiegel im Serum supprimieren, wahrscheinlich ***über eine Verminderung der Somatomedinregeneration*** in der Leber [10]. Dieser Östrogeneffekt wurde in anderem Zusammenhang bereits 1961 von Almquist et al. [1] und 1972 von Wiedemann u. Schwartz [16] erkannt.

1.1.3 Therapieergebnisse und ihre Analyse

Die Sexualhormonbehandlung wird mit dem Ziel durchgeführt, die zu erwartende Endlänge zu reduzieren. John u. Schellong [7] haben die diesbezüglichen Ergebnisse von Crawford [5], Wettenhall et al. [15], Zachmann et al. [18], von Puttkamer et al. [10], Kuhn et al. [8], sowie die eigenen Daten aufgelistet.
Die Östrogendosis schwankte von 0,24–0,5 mg Äthinylöstradiol; ggf. wurden Äquivalenzdosen berechnet. Das Skelettalter wurde nach Greulich u. Pyle bestimmt, nur Zachmann et al. [18] bestimmten nach Tanner u. Whitehouse (RUS II).

Wachstums-
prognose
und
Endgröße
nach Therapie

Die **Differenz** zwischen Wachstumsprognose und Endlänge nach Therapie lag zwischen *3,5 und 7,3 cm* (Mittelwerte), wobei die geringste Differenz mit der geringsten Östrogendosis erreicht wurde, der Wert von 7,3 cm [10] basiert auf der Behandlung mit 7,5 mg/Tag konjugierter Östrogene. Allerdings war in dieser Patientengruppe das Knochenalter bei Therapiebeginn mit 12,4 Jahren am niedrigsten und entsprach in dieser Hinsicht dem Kollektiv von Kuhn et al. [8], das ein mittleres Skelettalter von 12,5 Jahren hatte und eine Differenz Wachstumsprognose zu Endlänge von $-6,2$ cm aufwies. Die anderen in letzter Zeit publizierten Ergebnisse [2, 6, 11, 13, 14, 17] bringen keine grundsätzlich neuen Daten, lassen jedoch die bekannte Abhängigkeit des Therapieerfolgs vom Knochenalter bei Beginn der Behandlung noch klarer erkennen. So findet Reeser bei einem Knochenalter zu Beginn der Behandlung von $10,4\pm 0,46$ Jahren eine Reduktion von $-9,3\pm 1,12$ cm (Prognose nach Bailey u. Pinneau berechnet), Hinkel [6] berichtet über eine Reduktion im Mittel von -9 cm („range" -3 bis -12 cm) bei einem Knochenalter von 10,5–12,5 Jahren zu Beginn der Behandlung, die entsprechenden Zahlen bei späterem Beginn wurden wie folgt angegeben: Knochenalter 13–13,5 Jahre: -5 cm (-3 bis -7 cm); Knochenalter 14–15 Jahre: -1 bis -2 cm.

Die Frage nach der Richtigkeit von Wachstumsprognosen, die ja mit die Grundlage für die Behandlungsindikation darstellen, wurde in letzter Zeit von John u. Schellong [7], Reeser et al. [11], Willig et al. [17] und Stolecke et al. [13, 14] aufgeworfen und z. T. systematisch untersucht.

In Tabelle 1.2 sind die vorhandenen Daten zusammengestellt.

Unterschiede
im
Therapieerfolg

Betrachtet man die Zahlen der Differenzen zwischen spontaner Endlänge und Wachstumsprognose, so fallen die relativ hohen Werte für die statistischen Abweichungen (SD oder SEM) bzw. für den Schwankungsbereich („range") auf. Sie weisen darauf hin, daß offenbar erhebliche individuelle Unterschiede in der Reaktion des Längenwachstums auf die Behandlung bestehen. Darüber hinaus spielt das **Knochenalter zu Therapiebeginn** eine wesentliche Rolle, so daß Durchschnittswerte bei Probandengruppen mit breit gestreutem Knochenalter wenig differenzierte Angaben darstellen können.

Die Abb. 1.1–1.5 stammen aus unserer prospektiv angelegten Studie und erläutern den methodischen Fehler der Prognosemethoden und die Abhängigkeit dieses Fehlers wie des Therapieerfolgs vom Knochenalter.

Tabelle 1.2. Daten zur Validität der Wachstumsprognosemethoden nach Bailey u. Pinneau und RUS II (Tanner et al.); Vergleich von spontaner Endlänge *(EL)* und Wachstumsprognose *(WP)* bei hochwüchsigen, nichtbehandelten Mädchen

Autoren	Methode G/P-B/P[a]		RUS II (Tanner et al.)	
	WP	Differenz spontane *EL-WP*	*WP*	Differenz spontane *EL-WP*
John u. Schellong [7]	180,5 (n=18)	1,25±2,47 (SD)	180,0 (n=18)	0,74±2,51
Reeser et al. [11]	178,8 (n=14)	+0,8±0,75 (SEM)	In Originalarbeit nicht vermerkt	0,1±0,91 (SEM)
Willig et al. [17]	178,8±4,7 (SD) (n=92)	$\bar{x}=-0,7$ (−3,0/+0,7)	177,8±3,8 (SD)	$\bar{x}=-1,7$ (−9,8/ keine Angabe)
Stolecke et al. [14]	181,8 ±3,1 (SD) (n=94)	$\bar{x}=1,43$ ±2,33 (SD)	178,3 ±4,0 (SD) (n=94)	$\bar{x}=1,31$ ±2,21 (SD)

[a] Greulich u. Pyle, Bailey u. Pinneau

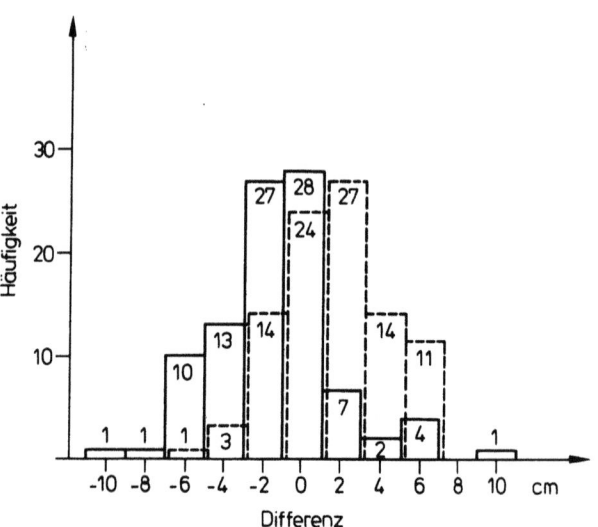

Abb. 1.1. Häufigkeit der Differenzen zwischen realer Endlänge (EL) und Wachstumsprognose (WP) nach Bailey/Pinneau (B/P) (———) und Tanner/Whitehouse (T/W) (- - - -) bei unbehandelten Mädchen

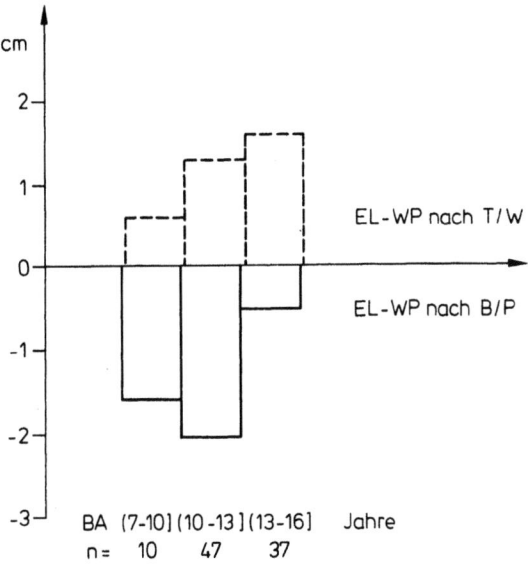

Abb. 1.2. Richtigkeit der Wachstumsprognose in Abhängigkeit vom Knochenalter (T/W, B/P, EL s. Abb. 1.1)

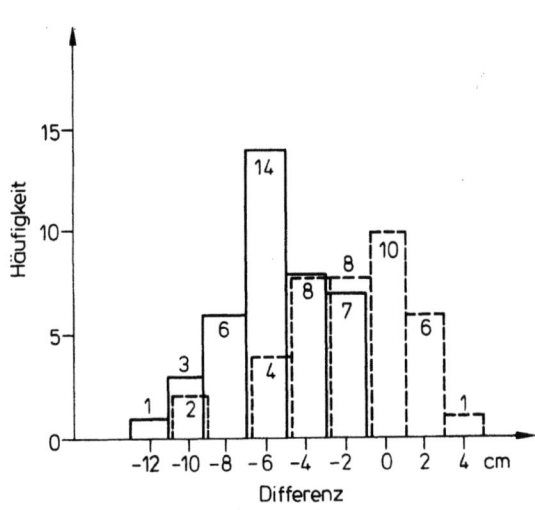

Abb. 1.3. Häufigkeit der Differenzen zwischen realer Endlänge *(EL)* und Wachstumsprognose *(WP)* nach Bailey/Pinneau (B/P) (———) und Tanner/Whitehouse (T/W) (· - - - -) bei behandelten Mädchen

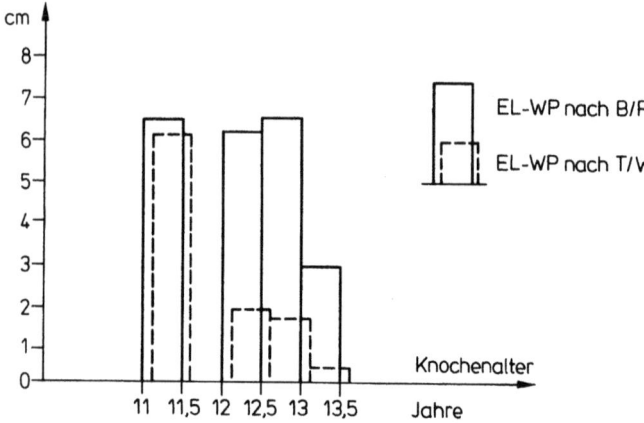

Abb. 1.4. Therapieerfolg in Abhängigkeit vom Knochenalter bei Therapiebeginn (T/W, B/P, EL s. Abb. 1.1)

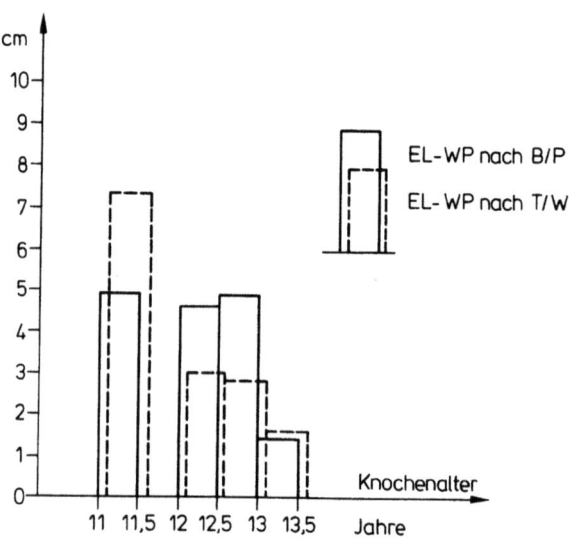

Abb. 1.5. Korrigierter Therapieerfolg (T/W, B/P, EL s. Abb. 1.1)

Die Zahl der behandelten Knaben ist naturgemäß *geringer,* da offensichtlich die als „erträglich" angesehene Körperlänge einen größeren Spielraum hat, als bei Mädchen. Bierich [3] berichtet über die Erfahrungen der Tübinger Gruppe mit der

Tabelle 1.3 Wachstumshemmung mit Testosteron

Patienten	Alter	KA	Größe			Wachstum	
			Start	Voraussage		Potential	Reduktion
				I	II		
♂ <10 J.	9,6	9,4	168,7	220,3	204,0	51,6	16,3
♂ >10 J.	14,0	13,8	181,6	200,0	193,2	18,3	7,4

Dosierung von 1000 mg/m² KOF/Monat eines Testosterondepotpräparats. Zur Zeit der Publikation konnten 13 Behandlungsverläufe übersehen werden. Die Daten sind in Tabelle 1.3 (Originaltabelle) dargestellt.

Die größte bisher behandelte Gruppe hochwüchsiger Knaben (n=29) übersehen Zachmann et al. [19]. Es wurden 500 mg Testosteron/m² KOF/Monat verabreicht. Der Erfolg zeigte wie bei der Östrogenbehandlung bei Mädchen eine Abhängigkeit vom Knochenalter und schwankte hinsichtlich der Reduktion der Wachstumsprognose zwischen 8,1 cm (Knochenalter 12,1–14,0 Jahre) und 3,0 cm (Knochenalter >15,1 Jahre).

Außer vom Knochenalter bei Beginn der Behandlung ist der **Therapieeffekt dosisabhängig** [3].

Testosterondosen unter 500 mg/Monat sind nicht zu empfehlen.

1.1.4 Einfluß der Therapie auf endokrine Parameter

In diesem Zusammenhang wurde insbesondere die Reaktion auf LH RH untersucht. Darüber hinaus liegen Erfahrungen zur Reaktion des Prolaktin und der Schilddrüsenhormone vor [7, 10, 14].

LH-RH-Response Erwartungsgemäß wird hinsichtlich des LH-RH-Response nach Beginn der Östrogengabe bei Mädchen eine praktisch vollständige **Suppression des Response** gesehen. Wir haben im 3. Zyklus der Therapiephase in der Östrogenphase wie in der Gestagenphase (18.–20. Tag bzw. 24.–26. Tag) einen LH-RH-Test durchgeführt [13]. Dabei zeigten sich neben der praktisch vollständigen Suppression keine Unterschiede des Response in den beiden Zyklusphasen. 10–12 Tage **nach Absetzen** der

Therapie war der LH-RH-Response, wenngleich im Mittel noch unzureichend, *wieder nachweisbar.* Zu diesem Zeitpunkt waren die Basalwerte für FSH wieder im vortherapeutischen Bereich, während die LH-Werte, vornehmlich in der Gruppe der Mädchen mit einem Knochenalter von mehr als 12 Jahren, diesen Bereich noch deutlich unterschritten. 3 Monate nach Absetzen der Therapie fand sich ein regelhafter Response, wobei in der jüngeren Knochenaltersgruppe (11–12 Jahre bei Therapiebeginn) ein überdurchschnittlicher LH-Anstieg und in der älteren Knochenaltersgruppe (12–13 Jahre bei Therapiebeginn) ein überdurchschnittlicher FSH-Anstieg auffiel.

Prolaktin *Prolaktin* [13] lag ohne verwertbare Differenz in bezug auf die beiden genannten Knochenaltersgruppen im Mittel ($\pm$ SD) bei $11{,}85 \pm 7{,}2$ bzw. $12{,}04 \pm 3{,}98$ ng/ml (Basalwerte). Nach 100 µg/m^2 KOF TRH lagen die Δ-PRL-Werte bei $65{,}54 \pm 27{,}05$ bzw. $45{,}32 \pm 24{,}75$ ng/ml.

In der Therapiephase (3. Zyklus) kam es zu einer erheblichen *Anhebung der Basalwerte* auf das 2- bis 3fache derjenigen vor Therapie, wobei eine moderate bis deutliche zusätzliche Steigerung in der Gestagenphase, allerdings mit hoher Streuung, auffiel. Nach TRH stieg Prolaktin in dieser Phase mit Deltawerten an, die denjenigen vor der Therapie vergleichbar waren.

Unmittelbar *nach Absetzen* der Therapie fielen die Prolaktinwerte wieder auf das *Ausgangsniveau* vor der Behandlung zurück, wobei die Werte für die älteren Mädchen (Knochenalter 12–13 Jahre) *niedriger als vor der Behandlung* gemessen wurden.

T_4, T_3 *Thyroxin und Trijodthyronin* wurden ebenfalls in dem genannten Zeitraster vor, während und nach der Östrogentherapie gemessen. Dabei fand sich ein *inverses Verhalten der T_4-T_3-Spiegel* mit offenbar zögerndem Ausgleich nach Absetzen der Therapie. Wir werten dies als Hinweis auf eine Beeinflussung der T_4-T_3-Konversion durch die Östrogenmedikation. Dieser Effekt bildet sich ebenfalls bis zum 3. Monat nach Absetzen der Therapie zurück [13].

1.1.5 Anmerkungen zur Frage des Therapierisikos

Nebenwirkungen Die ausschließlich psychologisch motivierte Indikation der hormonellen Hochwuchsbehandlung läßt die Frage, ob und in welchem Umfang Nebenwirkungen und Risiken zu erwarten sind, mit besonderer Sensibilität aufkommen. Es wäre eine bedrückende Erkenntnis, müßte man eines Tages feststellen, daß eine nicht unbedingt notwendige Behandlung gesundheitliche Schäden auslöst.

Die Diskussion des Risikos einer Hochwuchsbehandlung muß folgende Punkte berücksichtigen [12]:

- Dosis der verabreichten Hormone,
- Beeinflussung endokriner Regulationsmechanismen,
- histologische Veränderungen an den Gonaden,
- hormoninduzierte Neoplasie,
- andere Nebenwirkungen.

Endokrinologen zurückhaltend

Es ist unstrittig, daß die verabreichte *Östrogendosis* ganz und gar unphysiologisch ist. Es ist immerhin bemerkenswert, daß 50% der amerikanischen Kinderendokrinologen, aber nur 17% der europäischen Kollegen bei Mädchen *keine* Östrogenbehandlung des Hochwuchses durchführen. Zur Begründung wird angeführt, daß Spätfolgen unbekannt seien und das Verhältnis von Risiko und Nutzen zweifelhaft erscheine (Conte u. Grumbach, zit. nach [3]).

0,3 mg Äthinylöstradiol entsprechen einer Gabe von *6 Tagesdosen eines üblichen Kontrazeptivums* mit 0,05 mg Äthinylöstradiol. Dieser Vergleich macht die Größenordnung der Hormonzufuhr auch für den Laien verständlicher. Daß diese Dosis, an ihrer Wirkung auf das Endometrium gemessen, etwa derjenigen *Östrogenmenge entspricht, die im 4.–5. Monat der Schwangerschaft produziert* wird [12], mindert ihre unphysiologische Qualität wenig, da die Dauer der Hochwuchsbehandlung mindestens 2 Jahre beträgt, abgesehen davon, daß Schwangerschaft eine physiologische Leistung eines herangereiften Organismus darstellt, in dem östrogenabhängige oder östrogensensible Systeme eine andere Regulationsebene erreicht haben.

Zur Frage der *Beeinflussung endokriner Regulationsmechanismen* liegen wenige Untersuchungen vor. Die Ergebnisse sind unter 1.1.4 skizziert worden.

Über histologische Veränderungen an den Gonaden nach Hochwuchstherapie gibt es keine Kenntnisse. Auch hier kann man nur anhand von Befunden nach Gabe von Ovulationshemmern über ähnliche Entwicklungen und evtl. Folgen spekulieren (Fibrose des Interstitium, Fibrose der Tunica albuginea).

Besonders beunruhigend ist natürlich das Problem der *hormoninduzierten Neoplasie*. Es würde den hier gegebenen Rahmen sprengen, Einzelheiten entsprechender Überlegungen und experimentelle Hinweise darzustellen. Ich habe dies, soweit es seinerzeit möglich war, in einer Übersichtsarbeit getan [12]. Bierich [3] hat einige zusätzliche Aspekte der *östrogenabhängigen Karzinogenese* erwähnt und auf die besondere Gefährdung des Endometrium bei der Frau hingewiesen. Hieraus leitet sich auch die zwingende Notwendigkeit einer monatlichen Gestagenphase in der Behandlung ab.

Gefährdung des Endometrium

Es ist z. Zt. eine völlig offene Frage, ob und ggf. welches Malignomrisiko durch eine Hochwuchsbehandlung beim jungen Mädchen entsteht.

Es ist nach wie vor wünschenswert, kontrollierte prospektive Gemeinschaftsstudien abzusprechen, da mittel- und langfristige Risiken nur auf diese Weise erkannt werden können [12].

Bei *Knaben* sind Überlegungen zur Genese eines Malignoms offenbar unbegründet. Jedenfalls gilt *Testosteron nicht als karzinogen.*

Schließlich ist auf *andere Nebenwirkungen* hinzuweisen [s. 2, 3, 6]. Sie sind in Tabelle 1.4 etwa entsprechend der Häufigkeit aufgelistet.

Tabelle 1.4. Nebenwirkungen der Hochwuchstherapie unter Ausschluß hormoneller Befunde

Knaben	Mädchen
1. Deutliche Hypertrophie der Muskulatur	1. Nausea, meist zu Beginn der Therapie
2. Gehäufte Erektionen	2. Erhebliche Gewichtszunahme
3. Masturbationsneigung	3. Striae distensae
4. Hyperpigmentation von Mamille und Genitale	4. Pigmentierung und ggf. Hyperkeratose der Mamillen
5. Verkleinerung der bei Behandlungsbeginn schon puberal vergrößerten Hoden	5. Hypertonie
	6. Muskelkrämpfe
6. Akne	7. Thrombosen
7. Ödeme an den unteren Extremitäten	8. Galaktorrhö
	9. Hyperlipidämie
	10. Irreguläre Blutungen

1.1.6 Zur Rolle des Arztes bei der Entscheidung für oder gegen eine Behandlung

Beratung und Betreuung des Patienten

Die Beratung und Betreuung von hochwüchsigen Jungen und Mädchen und deren Angehörigen ist ein besonders geeignetes Beispiel darauf hinzuweisen, daß die Rolle des Arztes sich nicht in der „Anbietung von Dienstleistungen" erschöpfen kann. Die „Handwurzel auszumessen" und ein Rezept über Hormontabletten zu verschreiben ist m. E. mindestens fahrlässig, vielleicht sogar ein Kunstfehler, wenn die ärztliche Kunst darin besteht, nicht nur kompetentes Fachwissen anzuwenden (aus eigenem Wissen oder im Konsil), sondern auch die Fähigkeit und die Verpflichtung zu entwickeln, mit den Patienten, also hier mit den Jugendlichen und ihren Angehörigen das anstehende Problem zu besprechen, über Charakter und Eigenarten der Behandlung, ihre Gewißheiten und Ungewißheiten aufzuklären und einen Konsens zu erreichen, wie der einzuschlagende Weg aussehen soll. Dazu ist oft genug der Rat des Arztes ausschlaggebend und gleichzeitig Aufgabe, einen Teil der Sorge und Last mitzutragen, ertragen zu helfen. Diese Aufgabe wird in unserer juristifizierten Zeit zunehmend schwieriger. Sie stellt zudem an die Persönlichkeit des Arztes einen hohen Anspruch.

Gerade die Pubertät ist nicht nur eine Zeit intensiver körperlicher Entwicklung, sondern auch eine Phase zunächst starker Verunsicherung und Identitätssuche. Etwaige, oft krisenhafte Abläufe werden kausal mit als körperlichen Mängeln empfundenen Eigenschaften in Zusammenhang gebracht (zu lang, zu klein, zu dünn, zu dick, rote Haare, unreine Haut, Brille u. a.). In Wirklichkeit liegen die Probleme meist tiefer und können, falls überhaupt möglich, allenfalls unterstützend „symptomatisch" behandelt werden. Hier ist der *Arzt* gefordert: seine Zuwendung, sein Verständnis, sein Rat, seine Beurteilung, seine Ermunterung, sein Sachverstand, seine Verantwortung. Die Hochwuchsbehandlung hat nicht nur dem Namen nach eine psychologisch-psychosoziale Indikation; der Charakter dieser Indikation muß auch durch die Betreuung der jungen Leute erkennbar werden, bei aller Notwendigkeit einer kritischen und den geltenden Regeln entsprechenden Betrachtung der klinischen bzw. endokrinologischen Problematik.

Literatur

1. Almquist S, Ikkos D, Luft R (1961) Studies on sulfation factor (SF). Activity in human serum. The effect of Oestrogen and X-ray therapy on serum activity in acromegaly. Acta Endocrinol (Copenh) 37: 138
2. Andersen H, Jacobsen BB, Kastrup KW et al. (1980) Treatment of girls with excessive height prediction. Acta Paediatr Scand 69: 293
3. Bierich JR (1979) Hochwuchs. Monatsschr Kinderheilkd 127: 551
4. Colle ML, Alperin H, Greenblatt RB (1977) The tall girl – Prediction of mature heigh and management. Arch Dis Child 52: 118
5. Crawford JD (1973) Excessively tall stature in adolescent girls. In: Gallies S, Kagan BM (eds) Current therapy, vol 6. Saunders, Philadelphia
6. Hinkel GK (1980) Zur Behandlung hochwüchsiger Mädchen und Jungen. Kinderärztl Prax: 89
7. John G, Schellong G (1980) Oestrogentherapie hochwüchsiger Mädchen. Monatsschr Kinderheilkd 128: 545
8. Kuhn N, Blunck W, Stahnke N et al. (1977) Oestrogen treatment in tall girls. Acta Paediatr Scand 66: 161
9. Kunze D, Murken JD (1974) Diagnostik von Längenalter und Gewichtsalter mit neuen Somatogrammen. Kinderarzt 5: 1077
10. Puttkamer K von, Bierich JR, Brugger F, Hirche W, Schönberg D (1977) Oestrogentherapie bei Mädchen mit konstitutionellem Hochwuchs. Dtsch Med Wochenschr 102: 983
11. Reeser HM, Heremans GFP, Gelderen HH van (1979) Reduction of adult height in tall girls. Eur J Pediatr 132: 37
12. Stolecke H (1977) Sexualhormonbehandlung zur Bremsung übermäßigen Längenwachstums junger Mädchen. Dtsch Med Wochenschr 102: 1002
13. Stolecke H, Andler W, Graebe B (1981) Oestrogen treatment of high stature in girls: Analysis of prediction parameters and results of a prospective study. Vortrag 1. Intern. Europ. Symposion für paed. Gynäkologie, München
14. Stolecke H, Andler W, Graebe B (1981) Zuverlässigkeit von Wachstumsprognosen bei groß- und hochwüchsigen Mädchen: Angaben aus der Literatur und Analyse einer eigenen prospektiven Studie. Deutsche Gesellschaft für Kinderheilkunde, 77. Tagung, Düsseldorf
15. Wettenhall HN, Cahill C, Roche AF (1975) Tall girls: a survey of 15 years of management and treatment. J Pediatr 86: 602
16. Wiedemann E, Schwartz E (1972) Suppression of growth hormones dependent human serum sulfation factor by Oestrogen. J Clin Endocrinol Metab 34: 51
17. Willig RP, Christiansen D, Kuhn N et al. (1980) Voraussetzungen und Ergebnisse der Oestrogenbehandlung extrem großer Mädchen. Monatsschr Kinderheilkd 128: 787
18. Zachmann M, Ferrandez A, Mürset G, Prader A (1975) Oestrogen treatment of excessively tall girls. Helv Paediatr Acta 30: 11
19. Zachmann M, Ferrandez A, Mürset G et al. (1976) Testosterone treatment of excessively tall boys. J Pediatr 88: 116

1.2 Wachstumshormon und konstitutionelle Entwicklungsverzögerung

H. Stolecke

1.2.1 Normvariante konstitutionelle Entwicklungsverzögerung?

Die Bezeichnung „konstitutionelle Entwicklungsverzögerung" (KEV) beschreibt recht gut, daß es sich bei dieser Entität um eine Verzögerung der biologischen Entwicklung auf familiärer Basis handelt. „Verzögerung" unterstellt hier gleichzeitig, daß die volle Entwicklungsbreite, wenn auch verspätet, erreicht wird, es sich somit nicht um eine Krankheit handelt. Da die KEV besonders deutlich z. Z. der physiologischen Pubertät erkennbar und bewußt wird, betrachtet man sie auch als eine – gutartige – Form der sog. *„Pubertas tarda"*. Charakteristisch ist die Dissoziation von chronologischem und Skelettalter, letzteres als Maß für die biologische Reife. Der biologische **Rückstand kann bis zu 5 Jahren** betragen, so daß im Extremfall ein pubertätsreifes Knochenalter erst im Alter von 16–17 Jahren erreicht wird (zusammenfassende Darstellung: [10]).

Retardiertes Skelettalter

Natürlich entsteht in einer solchen Situation die Frage, ob es sich tatsächlich noch um eine Variante der Norm handelt, deren einziger Nachteil die psychische Belastung besonders z. Zt. der Pubertät ist, wenn die Alterskameraden Reifeentwicklung und Wachstumsschub erfahren und die Differenz zu der Altersnorm besonders kraß sein kann.

1.2.2 Untersuchungen zur GH-Sekretion

GH und Sexualhormone

Bei Problemen des Längenwachstums wird sich immer wieder die Frage stellen, ob ein Wachstumshormonmangel vorliegen könne, v. a. wenn eine Rückständigkeit des Knochenalters festgestellt wird. Zweifellos ist die KEV die wichtigste differentialdiagnostisch zu berücksichtigende Entität gegenüber dem GH-Mangel. Sie ist aber, wie erwähnt, die häufigste Ursache der „delayed puberty" und damit als klinisches Entwicklungsmuster Gegenstand der Diskussion über die Wechselbeziehung von Wachstumshormonen und Sexualhormonen. Aus der Gruppe der Sexualhormone wird den Androgenen dabei die wesentliche Rolle zugeschrieben. In diesem Zusammenhang muß auf schon länger bekannte Arbeiten [1, 3, 5, 6, 7, 11] hingewiesen werden. In diesen Publikationen wird die Abhängigkeit des puberalen Wachstums von einer altersgerechten Sexualhormoninkretion insofern nachgewiesen, als zumindest in dieser Phase *Sekretion und Wirkung des Wachstumshormons* nur *durch einen koinzidenten Anstieg der Sexualhormonkonzentrationen optimal* sein können.

Sexualhormone und GH-Sekretion

Gourmelen et al. [4] untersuchten den GH-Response bei Kindern mit „isolated short stature" im Ornithinbelastungstest. Sie fanden wenige Patienten mit typischem GH-Mangel, eine Gruppe mit normalem Testausfall und eine 3. Gruppe (n=24), in der ein subnormaler Response im Sinne eines partiellen GH-Mangels festzustellen war. Zur Zeit des 1. Tests waren diese Patienten noch nicht in die Pubertät eingetreten, ihre Wachstumsrate war jedoch rückläufig. Der Test wurde später bei 14 Patienten wiederholt, nachdem bei diesen die Reifeentwicklung begonnen hatte; er fiel normal aus. Die unmittelbare Bedeutung der Sexualhormone ließ sich auch dadurch zeigen, daß sich der zunächst subnormale GH-Response nach 2tägiger Vorbehandlung mit Östrogenen bei Mädchen und Testosteron bei Knaben normalisierte. Auch die Werte für Somatomedin stiegen bei den Probanden nach Beginn der Reifeentwicklung deutlich an.

Die Autoren deuten diese Befunde als transienten, funktionellen Defekt der GH-Sekretion aufgrund der fehlenden permissiven Wirkung der Sexualhormone auf das GH-Release.

Bierich u. Potthoff [2] untersuchten die GH-Spontansekretion bei 18 präpubertären Knaben mit KEV und 14 Kontrollprobanden innerhalb der ersten $5^1/_2$ h des Nachtschlafs. Die Autoren fanden, daß sowohl das Mittel der höchsten individuell erreichten Peak-Werte, als auch die mittlere, planimetrisch ermittelte Gesamtsekretion des GH bei den Knaben mit KEV nur 56% derjenigen der Kontrollgruppe betrugen. Ein Therapieversuch mit Wachstumshormon, 10 I. E./m² KOF/Woche führte zu einer Verdopplung der Wachstumsrate. Die Gabe von Depottestosteron bei einem Knaben verursachte eine Vervielfachung seiner Wachstumshormonsekretion.

Die Autoren ziehen den Schluß, daß die reduzierte Wachstums- und Entwicklungsgeschwindigkeit der Kinder mit

KEV gegenüber durchschnittlich wachsenden Kindern auf den verschiedenen Sekretionsraten für Wachstumshormon beruht.

1.2.3 Klinische Beobachtungen

Auf der Tagung der Deutschen Gesellschaft für Kinderheilkunde in Düsseldorf 1981 berichteten Ranke et al. [8] erneut zu dem Problem. Sie stellten fest, daß bei zumindest einem Teil der Patienten mit KEV die Wachstumsprognosen allgemein überschätzt werden, sie andererseits aber relativ gut mit den Zielgrößen übereinstimmen. Statistische Überlegungen zum erwartbaren Wachstumsverhalten dieser Kinder ließen die Annahme zu, daß eine KEV zu einer Einschränkung der Endlänge führen könne, das individuelle Wachstumspotential also nicht ausgeschöpft werde. Die oben zitierten von der Tübinger Gruppe durchgeführten Untersuchungen zur Wachstumshormoninkretion werden weiter dahingehend gedeutet, daß das klinische Bild der KEV eine Gruppe von Kindern einschließt, die nicht als Normvariante mit spontan guter Prognose anzusehen ist. Bei diesen Kindern sei eine Wachstumshormonbehandlung ernsthaft zu diskutieren, auch wenn letztlich Endlängenmaße noch im Normbereich zustande kommen können [9].

1.2.4 Folgerungen für die Praxis

Indikation zur GH-Behandlung

Die Dissoziation zwischen biologischer Reife und chronologischem Alter hat auch eine spezielle endokrinologische Dimension, die, soweit sich dies bisher absehen läßt, zu einer GH-Behandlung Anlaß sein dürfte, wenn der funktionelle oder systematische **GH-Mangel eindeutig nachgewiesen wird und die biologische Rückständigkeit mehr als 3 Jahre beträgt.** Bei derartigen Patienten muß man offenbar mit einer Einschränkung der potentiellen Endlänge rechnen, was bei Prognosen im oberen Normbereich oder darüber sicher weniger bedeutsam ist. In diesen Fällen wird man wie bisher die spontane Entwicklung abwarten oder mit kleinen Androgendosen die Situation entsprechend den neuen Erkenntnissen nicht nur symptomatisch verbessern können.

Literatur

1. Ansley-Green A, Zachmann M, Prader A (1976) Interrelation of the therapeutic effects of growth hormone and testosterone on growth in hypopituitarism. J Pediatr 89: 992
2. Bierich JR, Potthoff K (1979) Die Spontansekretion des Wachstumshormons bei der konstitutionellen Entwicklungsverzögerung und der frühnormalen Pubertät. Monatsschr Kinderheilkd 127: 561
3. Frantz AG, Rabkin MT (1965) Effects of estrogens and sex difference on secretion of human growth hormone. J Clin Endocrinol Metab 25: 1470
4. Gourmelen M, Pham-Huu-Trung MT, Girard F (1979) Transient partial hGH deficiency in prepubertal children with delay of growth. Pediatr Res 13: 221
5. Illig R, Prader A (1970) Effect of testosterone on growth hormone secretion in patients with anorchia and delayed puberty. J Clin Endocrinol Metab 30: 615
6. Martin LG, Clark JW, Connor TB (1968) Growth hormone secretion enhanced by androgens. J Clin Endocrinol Metab 28: 425
7. Merimee TJ, Fineberg SE (1971) Studies on the sex based variations of hGH. J Clin Endocrinol Metab 33: 896
8. Ranke MB, Schwaderer ML, Bierich JR (1981) Kann bei der konstitutionellen Entwicklungsverzögerung immer abgewartet werden? Vortrag Tagung Dtsch. Ges. Kinderheilk., Düsseldorf
9. Ranke MB, Schwaderer ML, Bierich JR (1982) Die konstitutionelle Entwicklungsverzögerung: Eine einfache Normvariante des Wachstums? Klin Pädiatr 194: 289
10. Stolecke H (1982) Physiologie des Längenwachstums. In: Stolecke H (Hrsg) Endokrinologie des Kindes- und Jugendalters. Springer, Berlin Heidelberg New York
11. Zachmann M, Prader A (1974) Anabolic and androgenic effect of testosterone in sexually immature boys and its dependency on growth hormone. J Clin Endocrinol Metab 30: 85

1.3 Wachstum bei chronisch nierenkranken Kindern
Christa Feldhoff

Störungen des Längenwachstums bei nierenkranken Kindern sind seit langem bekannt. Die Ursachen dieses renalen Minderwuchses sind vielfältig. Sie können bei ererbten oder erworbenen Nierenerkrankungen auftreten und zu jeder Zeit während der Kindheit manifest werden. Die Wachstumsstörungen sind um so ausgeprägter, je früher sie einsetzen. Das gilt v. a. für die ersten beiden Lebensjahre, in denen eine höhere Empfänglichkeit des frühkindlichen und rasch wachsenden Organismus gegenüber wachstumshemmenden Einflüssen vorliegt. $^1/_3$ des gesamten Längenwachstums fällt in die ersten beiden Lebensjahre. Möglicherweise spielt auch die Art und Dauer der Erkrankung eine wesentliche Rolle.

1.3.1 Wachstumsstörungen bei Nierenerkrankungen ohne Einschränkung der glomerulären Filtration

Zu den Nierenerkrankungen (ohne Niereninsuffizienz), bei denen Wachstumsstörungen bekannt sind, gehört u. a.:

a) nephrogener Diabetes insipidus,
b) renale tubuläre Azidose,
c) Fanconi-Syndrom (sekundäres Fanconi-Syndrom: z. B. Zystinose)[1],
d) Bartter-Syndrom,
e) Nephronophthise („medullary cystic disease")[1],
f) obstruktive Uropathie ohne/mit Harnwegsinfekten[1],
g) Vitamin-D-resistente Rachitis,
h) vesikoureteraler Reflux,
i) nephrotisches Syndrom, kongenital oder erworben[1],
j) Glukokortikoidbehandlung eines nephrotischen Syndroms,
k) komplexe Syndrome (z. B. Lowe-Syndrom)[1].

Der Kleinwuchs *beim nephrogenen Diabetes insipidus* wird mit der exzessiven *Wasserzufuhr* begründet, die für die Ausscheidung von Stoffwechselprodukten benötigt wird und eine adäquate Nahrungszufuhr beeinträchtigt.

Bei allen Kindern mit distaler und proximaler *tubulärer Azidose* sind normale Wachstumsraten und auch Aufholwachstum beobachtet worden, sobald die Azidose frühzeitig und ausreichend genug mit alkalisierenden Produkten behandelt wurde [17]. Die *metabolische Azidose* war jeweils die entscheidende Ursache für das defizitäre Wachstum. Als wichtige Neuigkeit hat sich dabei herausgestellt, daß auch bei der distalen tubulären Azidose die Alkalisubstitution zeitweilig höher sein muß als die früher empfohlenen 2–3 mmol/kg KG/Tag.

Die *infantile* (oder auch nephrogene) *Zystinose,* eine rezessiv vererbliche Störung des Zystinstoffwechsels, äußert sich klinisch in Fanconi-Syndrom, Rachitis und erheblichem Minderwuchs und später progredientem Nierenversagen. In den letzten Jahren wurden Behandlungsversuche bei Kindern mit Dithiothreitol und Cysteamin unternommen. Es zeigte sich unter Therapie eine deutliche Verminderung des freien

---

[1] Vor Einsetzen der Niereninsuffizienz

Zystingehalts in Leukozyten und Fibroblasten und eine über längere Zeit anhaltende Stabilisierung der Nierenfunktion bei einigen Kindern. Ein positiver Effekt auf das Wachstum wurde weder unter Cysteamin noch unter Dithiothreitol gesehen [7, 24]. Keines der Kinder zeigte Aufholwachstum oder normales Wachstum für das Alter. Bisher ist nur ein Kind mit gutem Längenwachstum (10. Perzentile) bekannt; die Cysteamintherapie wurde bereits mit 16 Lebensmonaten begonnen [20].

Beim *Bartter-Syndrom* gehören Minderwuchs neben Elektrolytverlusten, Hyperreninismus, Hyperaldosteronismus zu den charakteristischen und konstanten Merkmalen. Der Minderwuchs ist allerdings auf die Kleinkinder- und Schulzeit beschränkt. Simopoulos [21] verfolgte mehrere Kleinkinder mit deutlichen Wachstumsstörungen (Länge unter 3. Perzentile): Der pubertäre Wachstumsspurt trat verzögert auf. Es wurde, wenn auch verspätet, eine normale Erwachsenengröße erreicht. Der Verfasser zieht die *wiederholten Fieber- und Brechattacken mit Dehydrierungserscheinungen* und den *schlechten Ernährungszustand* der Kinder – auch unter Kaliumsubstitution und Aldosteronantagonisten – für das mangelhafte Wachstum mit in Betracht.

Die erst in den letzten Jahren festgestellte Prostaglandin-E-Überproduktion beim Bartter-Syndrom veranlaßte zum Einsatz von *Prostaglandinsynthetasehemmern.* Die Hypokaliämie wurde gebessert, Renin- und Aldosteronspiegel normalisiert. Gleichzeitig wurden vielversprechende *Wachstumssteigerungen* bei Kindern unter Indometacin-, Ibuprofen- oder Ketoprofentherapie erreicht. Eine Basistherapie mit Elektrolytsubstitution und Spironolactone wurde dabei beibehalten [6, 15, 16].

Neben *eingeschränkter Konzentrationsfähigkeit* des Harns können *Elektrolytverluste* (Na, K) mitbeteiligt sein an Wachstumsstörungen verschiedenartiger Nierenerkrankungen wie *Nephronophthise* („medullary cystic disease") und *obstruktiver Uropathie.*

Das Längenwachstum von 35 Kindern mit *vesikoureteralem Reflux* (Grad II–IV) verfolgten Merrell et al. [18]. Alle Kinder hatten mindestens 2 Harnwegsinfekte mitgemacht, zunehmende Narben in den Nieren oder fehlendes Nierenwachstum, aber normale Serumharnstoff-, Kreatinin- und Hämatokritwerte vor der Antirefluxplastik. Bei Geburt lag die Körperlänge für die Gruppe Kinder bei der 46. Perzentile, vor der Operation bei der 27. Perzentile und stieg nach der Operation zur 49. Perzentile an (1^1/$_2$–10 Jahre postoperativ). 3 Kinder mit erfolgloser Operation blieben mit ihrem Längenwachstum in präoperativen Perzentilenbereichen. Als mögliche Faktoren für das mangelnde Längenwachstum der Kinder wurden verminderte Konzentrationsfähigkeit des Harns, negative Energiebilanz und wiederholte Infektionen in Erwägung gezogen. Mitteilungen über das Längenwachstum bei Kindern mit vesikoureteralem Reflux und ausschließlich „konservativer" Therapie (Infektbehandlung, Infektprophylaxe) stehen zur Zeit noch aus.

Bei der *Vitamin-D-resistenten Rachitis* liegt eine Störung im proximalen Tubulus vor, die mit massivem Phosphatverlust, rachitischen Erscheinungen und Minderwuchs verbunden ist. Neben Vitamin D_3 in hohen Dosen zwischen 50 000 und 250 000 E/Tag ist auch Phosphor (1–4 g/Tag) für ein normales Wachstum erforderlich.

Krueger [14] verglich die Längen- und Gewichtsentwicklung bei 74 Knaben mit *hinteren Urethralklappen.* Nach operativem Eingriff war die Wachstumsgeschwindigkeit (an der 25. Perzentile) in der jüngsten Altersgruppe, d. h. Kinder, die bei der Diagnosestellung unter einem Monat alt waren geringer, im Vergleich zu Wachstumsgeschwindigkeiten an der 50. Perzentile bei Kindern, die im späteren Lebensalter zur Diagnose und Behandlung kamen (präoperative Wachstumsangaben zum Vergleich liegen nicht vor). Die Kinder, bei denen eine supravesikale Ableitung angelegt wurde (und die allerdings auch eine schlechtere Nierenfunktion vor der Operation hatten), zeigten ein besseres Längenwachstum in der postoperativen Phase als solche, bei denen eine primäre Klappenresektion durchgeführt wurde.

Bei der *kongenitalen Nephrose* (finnischer Typ – nephrotisches Syndrom) wie auch bei erworbenen nephrotischen Syndromen führt ein *extremer Proteinverlust* durch die Niere zu ernährungsbedingten Wachstumsstörungen.

Bei den verschiedenen Formen des nephrotischen Syndroms im Kindesalter wirkt sich die *Therapie mit Glukokortikoiden* als wachstumshemmend aus. Wachstumshemmung und verzögerte Knochenreifung sind seit langem bekannte unerwünschte Nebenwirkungen der Glukokortikoidtherapie bei Kindern, jedoch der eigentliche Angriffs*ort* und der Angriffs*mechanismus* des Glukokortikoids ist bisher nicht eindeutig geklärt. Die wachstumshemmende Wirkung der Glukokortikoide könnte auf dem Wege der Wachstumshormon- oder Somatomedinhemmung oder durch eine direkte Wirksamkeit auf die Zellen des wachsenden Knorpels oder Knochens erreicht werden [3]. Bisher wurden dazu verschiedene Teilaspekte wie Zellhemmung durch Bindung der Glukokortikoide an entsprechende Rezeptoren, glukokortikoidinduzierte Synthese von hemmenden Proteinen, Veränderungen der Chromatinstruktur, Aufnahmebehinderung verschiedener Substrate, z. B. Kalzium, erforscht.

Interessant ist die Feststellung, daß die Anwendung von Wachstumshormon bei Kindern den Glukokortikoideffekt *nicht* durchbrechen kann. Eine Änderung der Glukokortikoideinnahme – z. B. an alternierenden Tagen anstelle tgl. hat bei Kindern eine Besserung des Längenwachstums zur Folge [23].

1.3.2 Wachstumsstörungen bei chronischer Niereninsuffizienz ohne und mit Dialysebehandlung

Der Grad der chronischen Niereninsuffizienz, bei dem eine Wachstumsverzögerung beginnt, ist nicht genau definiert; grundsätzlich kann jedoch damit gerechnet werden, wenn die glomeruläre Filtration auf 25 ml/min/1,73 m² abgesunken ist. Auf die Bedeutung des Alters beim Einsetzen der Wachstumsverzögerung wurde bereits hingewiesen. Nach bisherigen klinischen Erfahrungen gibt es keine *einzelne* Ursache, die für *alle* Aspekte der Wachstumsstörung bei chronischer Niereninsuffizienz verantwortlich gemacht werden könnte. Zu den bisher bekannten Faktoren, die für die Wachstumsverzögerung eine Rolle spielen, zählen:

- Protein-/Kalorienunterernährung,
- defekter Vitamin-D-Metabolismus,
- Hyperparathyreoidismus,
- Verschiebungen im Kalzium-/Phosphathaushalt,
- Störungen anderer Hormonsysteme,
- urämische Toxine.

} Osteodystrophie

Renale Osteodystrophie

Die **renale Osteodystrophie** ist das ***Ergebnis eines defekten Vitamin-D-Metabolismus, Überproduktion von Parathormon*** und ***gestörter Phosphor-/Kalziumbalance*** bei Niereninsuffizienz. Die biologischen Zeichen der Osteodystrophie sind erhöhtes Serumphosphor, verminderte intestinale Kalziumresorption, Hypokalzämie, erhöhte alkalische Phosphatase und Parathormon im Serum, verminderter 1,25-$(OH)_2$-D_3-Spiegel im Serum. Charakteristische Merkmale der renalen Osteodystrophie beim Kind sind horizontale Verbreiterung der Knorpelzone und eine Desorganisation des normalen longitudinalen Aufbaus der Chondrozyten an der metaphysären Epiphysengrenze. Dazu ist die osteoblastische Aktivität erhöht: Knorpel wird resorbiert und fehlt als Gerüst für die Mineralablagerung. Ferner entsteht eine metaphysäre Fibrose direkt unterhalb der Wachstumszone. Bei manchen Kindern entsteht sogar eine knöcherne Scheibe zwischen Epiphyse und Metaphyse, die zu Wachstumsstillstand und zur Bildung von Genu valgum und Epiphysengleiten führen kann. Letzteres kommt bei Jugendlichen häufiger vor und scheint durch den pubertären Wachstumsspurt ausgelöst zu werden [2].

Seit längerem sind *hohe Dosen von Vitamin D_3* bei urämischen Kindern zur Besserung der Osteodystrophie und Verbesserung des Längenwachstums angewandt worden, jedoch ohne ein konstant normales Wachstum bei diesen Kindern zu erreichen. Chesney [5] setzte über längere Zeit das synthetische 1,25-$(OH)_2$-Vitamin-D_3 bei 6 präpubertären Kindern mit chronischer Niereninsuffizienz ein: Alle Kinder zeigten eine Besserung der blutchemischen und radiologischen Zeichen des Hyperparathyreoidismus und deutliche Zunahme des Längenwachstums. Die Komplikationsbereitschaft im Kalziumhaushalt bedarf allerdings sorgfältiger Überwachung.

Therapieprinzipien

Die Therapie der Osteodystrophie setzt sich zusammen aus:

- Einschränkung von phosphathaltigen Nahrungsmitteln, z. B. Milch,
- Phosphatbindern (Aluminiumhydroxyde),
- Vitamin D_3 in individuell hohen Dosen (5000–20 000 E/Tag, evtl. höher) oder 1,25-$(OH)_2$-D_3,
- Kalzium bei Bedarf,
- Bikarbonat bei Bedarf,
- partieller Entfernung der Nebenschilddrüsen bzw. Unterarmreimplantation in besonderen Fällen.

In den meisten Fällen ist die Wachstumsverzögerung bei Kindern in der Präpubertätszeit begleitet von einer etwa

*Ernährungs-
probleme und
Wachstum bei
chronischer
Niereninsuffizienz*

proportionalen Verzögerung der Knochenreifung, wodurch das Wachstumspotential für ein *evtl. späteres Aufholwachstum* erhalten bleibt.

Die *Protein- und Kalorienunterernährung* sind seit längerem als wichtige Faktoren in der Wachstumsverzögerung bei Kindern mit chronischer Niereninsuffizienz erkannt worden. Appetitmangel und Anorexie sind bekannte Merkmale der chronischen Niereninsuffizienz bei Kindern, v. a. im fortgeschrittenen Stadium. Eine *gesteigerte Kohlenhydratzufuhr* ist daher als wichtige Maßnahme zur Korrektur der Unterernährung und zur Proteineinsparung eingesetzt worden. Eine *Kalorienzufuhr von $>70\text{--}80^0/_0$ der empfohlenen Tagesmenge* („recommended daily allowance" = RDA) kann bei vielen Kindern zu besserem Wachstum führen, aber nicht ein Aufholwachstum unterhalten [9]. Eine gesteigerte Kalorienzufuhr ist weniger wirksam, wenn die Proteinzufuhr unzureichend, inadäquat und nicht gleichzeitig erfolgt. Die optimale Zufuhr von Protein sowohl in Menge als auch in Zusammensetzung ist für urämische Kinder noch nicht exakt bestimmt [8].

Einerseits sind die erhöhten Erfordernisse für den höheren Energieumsatz, die speziellen Bedürfnisse von verschiedenen essentiellen Aminosäuren und der Ersatz für Verluste an der Dialyse zu berücksichtigen, andererseits fallen vermehrt urämische Abfallprodukte bei zu hoher oder unqualifizierter Eiweißzufuhr an [4]. Von entscheidender Wichtigkeit für das Wachstum ist das Verhältnis zwischen Energie- und Proteinzufuhr. *Eine gesteigerte Kalorienzufuhr ist wichtiger als eine erhöhte Proteinzufuhr* [1, 8].

*Wachstum und
Dialyse-
behandlung*

Kinder an der Hämodialyse sind häufiger und auch schwerer unterernährt als erwachsene Patienten [9]. Das Wachstum von Kindern unter länger dauernder Dialysebehandlung (>1 Jahr) analysierten Kleinknecht et al. [12]: Sie fanden, daß Kinder unter 3 Jahren ein äußerst schlechtes Längenwachstum hatten. Kinder – sowohl Jungen als auch Mädchen – vor der Pubertät zeigten in $^1/_3$ der Fälle ein „normales" Wachstum für das chronologische Alter, aber kein Aufholwachstum, $^1/_3$ hatten ein mäßig reduziertes Wachstum und $^1/_3$ ein stark vermindertes Wachstum. Der durchschnittliche Verlust an Länge für das Alter war 0,39 Standardabweichungen (SDS)/Jahr, der an Knochenreifung für das Alter 0,54 SDS/Jahr, vergleichbar bei Jungen und Mädchen. Bei den meisten Kindern waren in der Vorpubertätszeit Längenwachstum und Knochenreifung gleichermaßen reduziert. Auch blieb die Wachstumsrate während der Beobachtungszeit konstant; nur wenige Kinder zeigten wechselnde Wachstumsraten. Während der Pubertät wurde ein vermehrtes Wachstum bemerkt für Knaben, wenn das Knochenalter 13–14 Jahre erreichte, und für Mädchen, wenn das Knochenalter 12 Jahre erreichte. Die Wachstumsrate war geringer als bei normalen gesunden Kindern und über eine längere Zeitspanne ausgedehnt. Während dieser Zeit trat eine schnellere Knochenreifung ein, mit der das Längenwachstum nicht Schritt hielt.

Wenn die Kinder in 2 Gruppen geteilt wurden
a) die weniger an Länge/Alter verloren (bis 0,5 SDS/Jahr) und
b) die mehr an Länge/Alter verloren ($>0,5$ SDS/Jahr),
fanden die Autoren leicht erhöhte urämische Produkte und signifikant erhöhtes Serumkreatinin in Gruppe b). Die Kalorieneinnahme war gering niedriger in b) und verbunden mit Bildung von Fettgewebe. Die Rolle der körperlichen Aktivität und Kalorienzufuhr konnte nicht eindeutig geklärt werden. Zahl und Dauer der Dialysen spielten keine Rolle. Bei den Kindern mit wechselnden Wachstumsraten war die durchschnittliche Kalorieneinnahme größer in den Perioden mit besserem Längenwachstum.

Hohe Proteinzufuhr ($>100\%$ RDA) war nicht von besserem Längenwachstum begleitet. Sequenzstudien bei Kindern mit wechselnden Wachstumsraten zeigten eine *leicht verminderte Proteinzufuhr* während Perioden mit *besserem Längenwachstum.*

Ernährungs-Richtlinien bei Niereninsuffizienz

Für die optimale Ernährung niereninsuffizienter Kinder, besonders der dialysepflichtigen, liegen derzeit nur Empfehlungen vor [8]:

– Kalorienzufuhr >70–80% RDA, mehr bei Streß und Unterernährung (Bezugsgröße = Längenalter!);
– Proteineinschränkung auf 1,4–1,8 g Protein/100 kcal für Kinder <1 Jahr, ab dem 2. Lebensjahr 1,5–2,0 g Protein/100 kcal;
– die Proteine sollen von hohem biologischem Wert sein, gegebenenfalls Zusatz von essentiellen Aminosäuren und Histidin;
– Hungerperioden sollten vermieden werden;
– die Dialyse muß effizient genug sein.

Hormonale Störungen

Verschiedene hormonale Störungen (z. B. Wachstumshormon, Somatomedin, Insulin, Glukagon, Prolaktin, Parathormon betreffend) wurden für den Wachstumsmangel bei urämischen Kindern verantwortlich gemacht. Das **Wachstumshormon** ist in ausreichendem Maße im Plasma urämischer Kinder vorhanden. *Somatomedinspiegel* waren mit der Radiorezeptormethode bei chronischer Niereninsuffizienz erhöht, und zwar um so mehr, je niedriger die glomeruläre Filtration war. Mittels des „Bioassays" wurden deutlich erniedrigte Somatomedinwerte im Serum urämischer Kinder gefunden; man nimmt deshalb an, daß das **Somatomedin** in seiner Aktion durch verschiedene Inhibitoren **gehemmt** wird [22].

Eine Reihe der aufgeführten Störungen sind direkt oder indirekt auf die Anhäufung *„toxischer" urämischer Substanzen* zurückzuführen; diese sollen eine sog. periphere Resistenz oder periphere Hemmung verursachen, die sowohl Hormone (Somatomedin, Insulin) als auch z. B. die Proteinsynthese betrifft [13].

Neue Wege zur Verbesserung des Längenwachstums hämodialysierten Knaben beschritten Jones et al. [11]; sie gaben 8 Knaben zwischen 9,5 und 17 Jahren über 4–15 Monate das **anabole Steroid Oxandrolon.** 5 von 8 Kindern zeigten eine deutlich vermehrte Wachstumsgeschwindigkeit auch im Vergleich zum Knochenalter. Die Knochenreifung war bis auf die eines 17jährigen Jungen nicht disproportional beschleunigt; auch war die Geschlechtsreifung nicht beschleunigt. Der genaue Mechanismus des gesteigerten Stickstoffeinbaus ist noch nicht genau geklärt, aber in dieser Studie zeigte sich, daß unter Oxandrolon die zelluläre Verwertung von Glucose und verzweigtkettigen Aminosäuren – und somit die Energieproduktion – verbessert war.

Obgleich es sich um eine Studie mit kleiner Patientenzahl handelt und Nebenwirkungen und eventuelle Spätfolgen noch nicht ganz abzusehen sind, ist Oxandrolon möglicherweise ein Schritt zur Verbesserung der Wachstumsprobleme bei chronisch niereninsuffizienten Kindern.

1.3.3 Wachstumsstörungen nach erfolgreicher Nierentransplantation

Nach erfolgreicher Nierentransplantation bleiben die Wachstumsprobleme aktuell. Es tritt *keine Normalisierung des Wachstums* ein, Aufholwachstum ist selten und kurzfristig. Insgesamt ist das Wachstum individuell verschieden und unberechenbar. Als *Ursachen* für vermindertes Wachstum kommen in Frage:

- zur Zeit der Transplantation ein Knochenalter > 12 Jahre,
- erhöhte Menge von Kortikoiden (häufige Abstoßbehandlungen),
- eingeschränkte Funktion des Transplantats,
- Begleiterkrankungen (z. B. nephrotisches Syndrom),
- Weiterbestehen des Hyperparathyreoidismus,
- unbekannte Faktoren.

Echtes Aufholwachstum für das chronologische oder Knochenalter tritt nur in wenigen Fällen auf, vorzugsweise je jünger das Kind zum Zeitpunkt der Transplantation war [10]; außerdem wurde es bei täglicher Kortikoidanwendung nur in den ersten 2 Jahren nach Transplantation beobachtet. Mit der alternierenden Steroidtherapie nach Nierentransplantation wurden bessere, jedoch nicht normale oder anhaltende Wachstumsraten bei Kindern erzielt. Früherer Beginn einer alternierenden Therapie (d. h. innerhalb des ersten Jahres nach Transplantation) scheint stärkeres Aufholwachstum nach sich zu ziehen als spätere Anwendung. Allerdings ist die alternierende Steroidtherapie nicht risikofrei, da auch nach mehreren Jahren noch unerwartete akute Abstoßreaktionen vorkommen können.

Pennisi [19] machte Studien bei transplantierten Kindern unter täglicher Steroidgabe und fand den Serumsomatomedinspiegel (Bioassay) nach Prednisongabe *vorübergehend* erniedrigt, bei eingeschränkter Transplantatfunktion *dauernd* erniedrigt, und in einigen Fällen lag auch eine partielle Störung des Wachstumshormonhaushalts vor.

Weitere Verbesserungen in der Immunsuppression oder Immunmanipulation, welche Kortikoide einsparen oder evtl. ganz ersetzen (z. B. Antilymphozytenglobulin, Cyclosporin A, spenderspezifische Transfusionen), dürften neue Perspektiven für ein besseres Wachstum bei Kindern nach Nierentransplantation zu öffnen.

Literatur

1. Ashworth A (1978) Energy balance and growth: Experience in treating children with malnutrition. Kidney Int 14: 301–305
2. Avioli LV (1978) Childhood renal osteodystrophy. Kidney Int 14: 355–360
3. Baxter JD (1978) Mechanisms of glucocorticoid inhibition of growth. Kidney Int 14: 330–333
4. Broyer M (1978) La croissance chez l'enfant en insuffisance renale chronique. Arch Fr Pediatr 35: 225–229
5. Chesney R, Moorthy AV, Eisman JA, Jax DK, Mazess RB, DeLuca HF (1978) Increased growth after long-term oral 1,25–vitamin D in childhood renal osteodystrophy. N Engl J Med 298: 238–242
6. Floret D, David M, Roux A, Hage GN, Teyssier G (1979) Syndrome de Bartter: effects à long terme de l'indométacine sur la croissance. Nouv Presse Méd 8: 17–21
7. Girardin EP, DeWolfe MS, Crocker JFS (1979) Treatment of cystinosis with cysteamine. J Pediatr 94: 838–840
8. Holliday MA, Chantler C (1978) Metabolic and nutritional factors in children with renal insufficiency. Kidney Int 14: 306–312
9. Holliday MA, Arnold WC, Wassner SJ (1978) Characteristics of renal insufficiency in children. Kidney Int [Suppl 13] 8: S65–S67
10. Ingelfinger JR, Grupe WE, Levey RH (1978) Growth acceleration following renal transplantation in children under age 7 (Abstracts). Am Soc Nephrol 159A
11. Jones RWA, El Bishti MM, Bloom SR et al. (1980) The effects of anabolic steroids on growth, body composition and metabolism in boys with chronic renal failure on regular hemodialysis. J Pediatr 97: 559–566
12. Kleinknecht C, Broyer M, Gagnadoux MF et al. (1980) Growth in children treated with long-term dialysis. A study of 76 patients. Adv Nephrol 9: 133–163
13. Kopple JD (1978) Abnormal amino acid and protein metabolism in uremia. Kidney Int 14: 340–348
14. Krueger RP, Hardy BE, Churchill BM (1980) Growth in boys with posterior urethral valves. Urol Clin North Am 7: 265–272
15. Lechaz G, Arbus GS, Balfe JW, Wolff ED, Robson L (1979) Effect of ibuprofen on growth in a child with Bartter syndrome. J Pediatr 95: 319–320
16. Littlewood JM, Lee MR, Meadow SR (1978) Treatment of Bartter's syndrome in early childhood with prostaglandin synthetase inhibitors. Arch Dis Child 53: 43–48
17. McSherry E (1978) Acidosis and growth in nonuremic renal disease. Kidney Int 14: 349–354
18. Merrell RW, Mowad JJ (1979) Increased physical growth after successful antireflux operation. J Urol 122: 523–527
19. Pennisi AJ, Costin G, Phillips LS et al. (1979) Somatomedin and growth hormone studies. Am J Dis Child 133: 950–954
20. Pocecco M, Tonini G (1981) Cysteamine therapy in nephropathic cystinosis (letter). N Engl J Med 304: 1173
21. Simopoulos AP (1979) Growth characteristics in patients with Bartter's syndrome. Nephron 23: 130–135

22. Spencer EM, Uthne KO, Arnold WC (1979) Growth impairment with elevated somatomedin levels in children with chronic renal insufficiency. Acta Endocrinol (Copenh) 91: 36–48
23. Travis LB, Chesney R, McEnery P et al. (1978) Growth and glucocorticoids in children with kidney disease. Kidney Int 14: 365–368
24. Yudkoff M, Foreman JW, Segal S (1981) Effects of cysteamine therapy in nephropathic cystinosis. N Engl J Med 304: 141–145

1.4 Turner- und Noonan-Syndrom mit besonderer Berücksichtigung des Längenwachstums

B. Hauffa

1.4.1 Vorbemerkung

Kinder mit einer Kombination äußerer Symptome, wie sie zuerst von Ullrich [28] und Turner [26] beschrieben wurden, werden in der Sprechstunde v. a. wegen des unzureichenden Längenwachstums vorgestellt. Fallen die fakultativen Dysmorphien weniger auf – gelegentlich fehlen sie ganz – stellen die fehlende oder unzureichende Pubertätsentwicklung, Herzgeräusche, ophthalmologische oder auch orthopädische Probleme den Anlaß zur Konsultation dar.

1.4.2 Turner-Syndrom

Definition. Das Turner-Syndrom grenzt ein Spektrum charakteristischer weiblicher Phänotypen ab, bei denen *Minderwüchsigkeit* und *dysgenetische Gonaden* mit *hypergonadotropem Hypogonadismus* und *sexuellem Infantilismus* praktisch obligat sind. Ursache ist eine komplette oder partielle Monosomie des kurzen Arms des X-Chromosoms.

Häufigkeit. Die Inzidenz des Turner-Syndroms liegt zwischen *einer Erkrankung auf 2500–5000* weibliche Lebendgeborene [5, 15]. Für die Monosomie X ergibt sich eine Inzidenz von 1 auf 8000–10 000 weibliche Lebendgeborene [27]. Unter den Spontanaborten ist die Monosomie X mit 15% aller Spontanaborte mit chromosomalen Aberrationen wesentlich häufiger als unter den Lebendgeborenen. Nur 1 von 40 Zygoten mit XO-Chromosomensatz entwickelt sich über die gesamte Schwangerschaft, mehr als 95% aller 45,XO-Konzeptionen werden Aborte [1]. Unter den Spontanaborten sind Mosaike selten, was für ein bevorzugtes Überleben der Mosaikformen spricht. Bei Monosomie X ist das X-Chromosom in 77–97,1% mütterlicher Herkunft [4, 19].

Ätiologie und Pathogenese. Die Ätiologie des Turner-Syndroms ist unklar. Bei großen untersuchten Kollektiven fand man eine geringe Assoziation der Monosomie-X-Lebendgeborenen mit niedrigem Alter der Eltern und früher Stellung in der Geschwisterreihe. Das Gleiche gilt auch für Aborte mit XO-Karyotyp [10]. Bei Iso-X-Karyotypen und Mosaiken war ein großer Unterschied im Alter der Eltern bei erhöhtem väterlichen Alter auffällig.

Die meisten Fälle von Monosomie X entstehen im Rahmen einer „Nondisjunction" bei der väterlichen Meiose oder durch Chromosomenverlust in der Anaphase bei Meiose oder Mitose [10]. 2 aktive X-Chromosomen sind erforderlich zur Erhaltung einer normalen Zahl von Oozyten in den Ovarien. Vor der 12. Gestationswoche haben 45,X- und 46,XX-Feten keinen Unterschied im histologischen Erscheinungsbild der Ovarien und der Anzahl der Oozyten [22]. Beim normalen Fetus nimmt die Zahl der Keimzellen zunächst schnell ab; nach der Geburt verlangsamt sich die Abnahme. Bei den 45,X-Patientinnen könnte eine Beschleunigung und Überschießen der Reduktion der Keimzellenzahl aufgrund mangelnder X-Chromosomaktivität vorliegen.

Genetik. Beim Turner-Syndrom handelt es sich um eine sporadische Chromosomenstörung. Es besteht kein erhöhtes Wiederholungsrisiko.

Bemerkenswert ist der Nachweis von H-Y-Antigen bei Patientinnen mit 45,X- und 45,X/46,Xi(Xq)-Karyotyp in niedrigeren Konzentrationen als bei männlichen Individuen.
Man nimmt an, daß das distale Xp-Segment ein Repressorgen für ein autosomales Strukturgen besitzt, das die Produktion von H-Y-Antigen steuert. Bei Turner-Patientinnen ist bei Fehlen des einen die Inaktivierung des 2. Repressorgens nicht komplett, so daß meßbare H-Y-Antigentiter resultieren, die aber nicht für eine männliche Differenzierung der Gonaden ausreichen [31].

Besonderheiten der klinischen Symptomatik. Tabelle 1.5 orientiert über die prozentuale Verteilung der typischen klinischen Zeichen [24].
Die Intelligenzentwicklung wurde in der älteren Literatur nicht ganz einheitlich beurteilt. Eine geistige Retardierung (10–18%) ist häufiger als in der normalen Bevölkerung; die normale Verteilung des Intelligenzquotienten ist zu einem

niedrigeren Medianwert verschoben, der mittlere IQ liegt bei 95%; eine hohe Intelligenz ist möglich. Neuere Untersuchungen beschreiben Teilleistungsschwächen wie Einschränkungen der räumlich-kognitiven Fähigkeiten, langsamere Reaktionsgeschwindigkeit und größeres Beharrungsvermögen bei Patientinnen mit 45,XO-Karyotyp [3].

Spontane Pubertätsentwicklung und Schwangerschaften bei 6 Patientinnen mit Turner-Syndrom bei Monosomie X sind beschrieben [11, 13]. Bei diesen Patientinnen konnten ovarielle Östrogene und normale Follikel, wenn auch z. T. in verminderter Anzahl, nachgewiesen werden.

48 untersuchte Schwangerschaften von 45,X- und Mosaikkaryotypen zeigen eine Häufung von Aborten und neonatalen Todesfällen (49%) sowie angeborene Mißbildungen (38% der lebendgeborenen Kinder aus diesen Schwangerschaften).

Wegen gehäuften Vorkommens von Trisomie 21 und Gonadendysgenesie bei den Kindern obengenannter Mütter ist bei Vorliegen einer Schwangerschaft bei einer Turner-Patientin eine Amniozentese indiziert [11]. Bei neuauftretender Virilisierung bei ansonsten unauffälligen Turner-Patientinnen muß als Hormonquelle ein gonadaler Tumor durch Laparoskopie ausgeschlossen werden [8].

Turner-Patientinnen erkranken häufiger an chronisch lymphozytärer Thyreoiditis. Bei den Patientinnen und ihren

Tabelle 1.5. Übersicht über die Verteilung der Dysmorphiesymptome bei XO-Turner-Syndrom (in %)

– Minderwuchs	96–100
– Tiefe Nackenhaargrenze	80– 90
– Ohrdysmorphien	60– 80
– Schildthorax mit dem Eindruck eines breiten Mamillenabstands	60– 80
– Hyperplastische/hyperkonvexe Fingernägel	50– 80
– Naevi pigmentosi	60– 70
– Lymphödem beim Neugeborenen und jungen Säugling	40– 80
– Cubitus valgus	40– 60
– Pterygium	50
– Brachymetatarsie, Brachymetakarpie	40– 50
– Auffälliger Gesichtsausdruck (Ptosis, hängende Mundwinkel, Hypomimie, „Sphinxgesicht")	35– 50
– Epikanthus	40
– Augenmotilitätsstörung	37
– Isolierte Ptosis	25
– Katarakte, Iriskolobom, Irisdysplasie, Farbenblindheit	10

Angehörigen lassen sich oft erhöhte Antikörpertiter gegen Thyreoglobulin und die mikrosomale Fraktion der Schilddrüsenzellen nachweisen [5]. Bei der Untersuchung der Kohlenhydrattoleranz bei Kindern und Jugendlichen mit Turner-Syndrom und unterschiedlichen Karyotypen zeigte sich ein abnormer oraler Glukosetoleranztest bei normalem Ausfall der i. v. Glukosebelastung. Die Patientinnen mit auffälligem Verlauf der Blutglukose bei oraler Glukosebelastung sezernierten mehr Insulin. Man vermutet eine Störung bei der frühen Insulinstimulation durch intestinale Hormone [16].

Meist kleine leichte Neugeborene

Wachstum bei Kindern mit Turner-Syndrom. 36 Neugeborene mit Turner-Syndrom und 45,X-Karyotyp wiesen eine mittlere Geburtslänge von 47,6 cm auf; 55 Neugeborene ein mittleres Geburtsgewicht von 2,81 kg. Gemessen am Gestationsalter und an den somatographischen Daten der Eltern handelt es sich um eine deutliche **Reduktion des intrauterinen Wachstums**

Abnehmende Wachstumsgeschwindigkeit

[2]. Die Wachstumsgeschwindigkeit in der Kindheit bewegt sich noch in normalen Grenzen, nimmt aber bis zur Zeit des bei den Altersgenossinnen zu erwartenden Pubertätswachstumsschubs ab. Das aktuelle **Längenmaß** liegt in der Regel **unter der 3. Perzentile.** Ein Pubertätswachstumsschub bleibt aus.

Die **Knochenreifung** ist in der Kindheit gering, im Pubertätsalter deutlich **retardiert.** Bei unbehandelten Turner-Patientinnen mit 45,X-Karyotyp ließ sich im Alter von 16 Jahren eine durchschnittliche Retardierung des Knochenalters um 3,6 Jahre zum chronologischen Alter nachweisen [2].

Die mittlere Erwachsenengröße bei XO-Karyotyp beträgt 140,3–142,5 cm. Für XO/XX-Mosaike ist eine durchschnittliche **Endgröße von 145,3–148,7 cm** [2, 12] und bei den XO/XXqi-Mosaiken von 146,1 cm angegeben [2].

Für die selteneren Karyotypen finden sich folgende Werte: 46,XXp-Karyotyp: $142 \pm 2,9$ cm, 46,XXq-Karyotyp: $152,5 \pm 3,15$ cm, bei Isochromosom für den langen Arm eines X-Chromosoms $136 \pm 1,53$ cm, bei Isochromosom für den kurzen Arm $161 \pm 4,27$ cm. Diese Werte deuten darauf hin, daß eine wesentliche Ursache des Minderwuchses in fehlendem Chromosomenmaterial, besonders dem Fehlen des kurzen Arms des X-Chromosoms liegt. Dadurch wird die Vererbung der Endgröße offenbar nicht beeinflußt, da eine hochsignifikante Beziehung zwischen der mittleren Elterngröße und der Endgröße bei Turner-Patientinnen vorliegt.

Bei 17 Patientinnen (XO-Karyotyp) mit einer mittleren Länge von 142,5 cm betrug die mittlere Elterngröße 167,5 cm. Eine lineare Beziehung zwischen beiden Größen erlaubt die Voraussage der Endgröße mit einer Genauigkeit von ±4,3% in 95% [2].

Therapie der Wachstumsstörung

Als therapeutischen Versuch hat man Östrogene, Androgene, Wachstumshormon und Kombinationen dieser Wirkstoffe eingesetzt, um das Längenwachstum von Turner-Patientinnen günstig zu beeinflussen.

Niedrig dosiertes ***Äthinylöstradiol***, wie es zur Induktion der sekundären Geschlechtsmerkmale verwandt wird, erhöht die Wachstumsgeschwindigkeit, die bei Turner-Patientinnen vor der Behandlung bei 0,5–3,8 cm/Jahr liegt, um das Doppelte bis 3fache im 1. Behandlungsjahr ohne wesentliche Akzeleration der Knochenreifung. Im 2. Behandlungsjahr verlangsamt sich diese Beschleunigung unter Werte vor der Behandlung, so daß keine Verbesserung der Erwachsenengröße erzielt wird [14]. Zur Dauersubstitution mit Östrogenen s. Stolecke [24].

Aus der Gruppe der Androgene sind die Substanzen ***Fluoxymesteron*** und ***Oxandrolon*** angewandt worden. Fluoxymesteron in einer Dosierung von 0,06–0,13 mg/kg KG/24 h beschleunigt die Wachstumsgeschwindigkeit mit nur geringer Verbesserung der Wachstumsprognose bei großer interindividueller Varianz und ohne Nebenwirkungen in der genannten Dosierung [12].

Oxandrolon (0,07–0,125 mg/kg KG/24 h als einmalige tgl. Dosis) erhöhte in einer Studie von Urban et al. [29] die Wachstumsgeschwindigkeit von 20 Turner-Patientinnen von 2,6±1,1 cm/Jahr auf 6,9±1,9 cm/Jahr im 1. Behandlungsjahr, 4,35±0,55 cm/Jahr im 2. Behandlungsjahr und 3,35±0,47 cm/Jahr im 3. Behandlungsjahr. Es bestand kein Unterschied in der Reaktion auf die Behandlung zwischen XO-Karyotypen und Mosaiken. Die Erwachsenengröße der mit Oxandrolon behandelten Gruppe war mit 145,0±4,1 cm signifikant größer als die einer mit Östrogen behandelten Gruppe (140,6±5,0 cm). Unter Oxandrolontherapie erfolgte kein überschießendes Fortschreiten des Knochenalters. Hirsutismus und Klitorisvergrößerung mit Stimmvertiefung zwangen bei 2 Patientinnen mit einer Dosis >0,1 mg/kg KG/24 h zum Absetzen der Therapie. Mit der Oxandrolontherapie sollte im Alter von 8–9 Jahren begonnen werden, damit sie bis zum Beginn der Östrogensubstitution minde-

stens 2 Jahre durchgeführt werden kann. Einen ähnlich positiven Effekt des Oxandrolon fanden Heidemann et al. [9] und Stanke u. Willig [23].
Die gleichzeitige Gabe von Oxandrolon und HGH (0,07 mg/kg KG/Tag i. m.) bei 6 präpubertären, hypophysär gesunden Turner-Patientinnen mit ausgeprägter Wachstumsretardierung (Wachstumsrate < 3 cm/Jahr) brachte eine Erhöhung der Wachstumsgeschwindigkeit von 0,17 cm/Monat auf 0,63 cm/Monat gegenüber einer Erhöhung unter Oxandrolon (0,125 mg/kg KG/24 h oral) allein von nur 0,27 cm/Monat ohne gleichzeitige überschießende Knochenreifung [18].

1.4.3 Noonan-Syndrom

Definition. Das Noonan-Syndrom ist charakterisiert durch sporadisches oder familiäres Vorkommen klinischer Symptome des Turner-Syndroms bei männlichen und weiblichen Individuen mit normalem Karyotyp.

Häufigkeit. Schätzungen über die Häufigkeit belaufen sich zwischen einer Erkrankung auf 1000–5000 [25] Lebendgeborene.

Ätiologie und Pathogenese. Die Erkrankung tritt meist sporadisch auf; in vielen Fällen konnte Familiarität nachgewiesen werden. Die mutanten Gene beeinträchtigen multiple Systeme. Es konnte kein Basisdefekt entdeckt werden. Das Geschlechterverhältnis ist gleich.

Genetik. Obwohl nosologisch-ätiologische Heterogenität angenommen werden muß, begünstigen die bisherigen Erkenntnisse die Annahme eines autosomal-dominanten Erbgangs mit variabler Expressivität. Die Chromosomenanalyse zeigt keine pathologischen Befunde.

Besonderheiten der klinischen Symptomatik. Tabelle 1.6 gibt eine Übersicht über die in Ausprägung und Kombination sehr unterschiedlichen klinischen Symptome [24].

Das Noonan-Syndrom ist eine klinische Diagnose. Typische Labordaten gibt es nicht. Knaben und Mädchen mit klinischen Zeichen eines Turner-Syndroms, evtl. deutlich geistiger Retardierung, Hinweisen auf eine Fehlbildung des rechten

Herzens oder auch mit Zeichen einer gonadalen Funktionsstörung sind verdächtig, an einem Noonan-Syndrom erkrankt zu sein. Ein normaler Karyotyp bestätigt die Diagnose [25].

$^4/_5$ der bei 55% der Patienten angetroffenen kardiovaskulären Anomalien betreffen das rechte Herz: Am häufigsten ist eine valvuläre oder infundibuläre Pulmonalstenose (45–76%); ein Vorhofseptumdefekt (ASD; 22–30%) kommt fast ausschließlich in Kombination, meist mit der Pulmonalstenose, vor. Ein Ventrikelseptumdefekt (VSD) findet sich bei 13–18% der Patienten, ein persistierender Ductus arteriosus (PDA) bei 11–22% der Patienten. Andere Vitien kommen in geringerer Anzahl vor [7, 20, 30].

Bei Patienten mit Noonan-Syndrom sind alle Übergänge von komplettem Agonadismus bis zur normalen gonadalen Funktion und Fertilität beschrieben worden. Bei den männlichen Patienten findet sich in 70% ein ein- oder beidseitiger Kryptorchismus. Kombination eines Noonan-Syndroms mit Hypopituitarismus ist beschrieben worden [17], die normale Hypothalamus-Hypophysen-Funktion ist jedoch die Regel.

Proportionierter Klein-/Minderwuchs

Wachstum bei Kindern mit Noonan-Syndrom. Proportionierter Minderwuchs ist eines der häufigsten Symptome beim Patienten mit Noonan-Syndrom. Die Erwachsenengröße übersteigt *fast nie die Durchschnittsgröße* der Bevölkerung. 30% der Kinder mit Noonan-Syndrom liegen mit ihrer Größe unterhalb der 3. Perzentile. Häufig ist das **Knochenalter retardiert**.

Tabelle 1.6. Klinische Symptome beim Noonan-Syndrom, die in sehr unterschiedlicher Ausprägung und Kombination auftreten können

- Minderwuchs
- Fakultative Dysmorphien wie beim Turner-Syndrom
- Vitium cordis (Pulmonalstenose, Septumdefekte)
- Anomalien der Nieren
- Intestinale Lymphangiektasien
- Spina bifida
- Taubheit
- Bei Knaben: Lageanomalie der Testes
- Verzögerung der Pubertätsentwicklung
- Stark variable Grenzen der Intelligenzentwicklung mit durchschnittlichem Mittelwert

HGH
Somatomedin Endokrinologische Untersuchungen zeigten *Normalwerte für Wachstumshormon* unter Basalbedingungen und unter Arginin- bzw. Insulinstimulation. Die Somatomedinaktivität bei Noonan-Kindern tendiert zu höheren Werten als bei gleichaltrigen Kontrollpatienten. Erhöhte Somatomedinaktivität mit vermindertem Längenwachstum weist auf Defekte spezifischer zytoplasmatischer oder nuklearer Rezeptoren als mögliche Ursache des Minderwuchses hin [6].

1.4.4 Zukünftige Möglichkeiten einer Beeinflussung des Längenwachstums bei Turner- und Noonan-Syndrom

Untersuchungen über die Rolle zytoplasmatischer und nuklearer Somatomedinrezeptoren bei minderwüchsigem Turner- und Noonan-Syndrom könnten den Wirkungsmechanismus der bisherigen therapeutischen Ansätze erhellen. Auch die gleichzeitige Behandlung mit HGH und Oxandrolon bedarf der Prüfung über längere Beobachtungszeiträume.

Solange die pharmakologische Beeinflussung des Minderwuchses jedoch nur im bisherigen Umfang möglich ist, erhält die konsequente ärztliche Führung der Turner- und Noonan-Patienten mit jederzeit altersgerechter Information über die Erkrankung, zeitlich abgesprochener Induktion der sekundären Geschlechtsmerkmale, individueller Förderung und Hilfe bei der Berufsfindung, eine besondere Bedeutung für eine positive Entwicklung der Gesamtpersönlichkeit.

Literatur

1. Boné J, Boné A, Lazar P (1975) Retrospective and prospective epidemiological studies of 1500 karyotyped spontaneous human abortions. Teratology 12: 2–26
2. Brook CGD, Mürset G, Zachmann M, Prader A (1974) Growth in children with 45,XO Turner's syndrome. Arch Dis Child 49: 789–795
3. Buchsbaum MS, Henkin RI (1980) Perceptual abnormalities in patients with chromatin negative gonadal dysgenesis and hypogonadotropic hypogonadism. Int J Neurosci 2: 201–209
4. Carothers AD, Frackiewicz A, de Mey R et al. (1980) A collaborative study of the aetiology of Turner syndrome. Ann Hum Genet 43: 355–368
5. Di George AM (1979) Disorders of the gonads. In: Nelson WE, Vaughan VC III, McKay RJ Jr, Behrmann RE (eds) Textbook of pediatrics, 2nd edn. Saunders, Philadelphia, pp 1681–1704

6. Elders MJ, Char F (1976) Possible etiologic mechanisms of the short stature in the Noonan syndrome. Birth defects: original article series. The National foundation, vol XII 6. Liss, New York, pp 127–133
7. Engle MA, Ehlers KH (1972) Cardiovascular malformations in the syndrome of Turner phenotype with normal karyotype. Birth defects: Original article series. The National foundation, vol VIII/5 Williams & Wilkins, Baltimore, pp 104–109
8. Fayez JA, Jonas HS (1978) Virilization in Turner-syndrome. Obstet Gynecol 52: 490–492
9. Heidemann P, Stubbe P, Beck W (1979) Oxandrolone treatment for growth promotion in Turner's syndrome. Lect. 18. Ann. Meeting Europ. Soc. Paediat. Endrocrinology, paper 62/14, Ulm (FRG)
10. Kajii T, Ohama K (1979) Inverse maternal age effect in monosomy X. Hum Genet 51: 147–151
11. King CR, Magenis E, Bennett S (1978) Pregnancy and the Turner syndrome. Obstet Gynecol 51: 617–624
12. Lenko HL, Perheentupa J, Söderholm A (1979) Growth in Turner's syndrome: Spontaneous and fluoxymesterone stimulated. Acta Paediatr Scand [Suppl] 277: 57–63
13. Lock JP, Henry G, Gollin R, Betz G (1979) Spontaneous feminization and menstrual function developing during puberty in Turner's syndrome. Obstet. Gynecol. 54 pp. 496–500
14. Lucky AW, Marynick SP, Rebar RW, Cutler GB, Glen M, Johnsonbaugh RE, Loriaux DL (1979) Replacement oral ethinyloestradiol therapy for gonadal dysgenesis: Growth and adrenal androgen studies. Acta Endocrinol (Copenh) 91: 519–528
15. Passarge E (1979) Elemente der Klinischen Genetik. Fischer, Stuttgart New York, S 251–252, p 286
16. Polychronakos C, Ketarte J, Collu R, Cucharme JR (1980) Carbohydrate intolerance in children and adolescents with Turner syndrome. J Pediatr 96: 1009–1014
17. Ross JL (1980) Noonan syndrome and hypopituitarism. Am J Med Sci 279: 47–52
18. Rudman D, Goldsmith M, Kutner M, Blackston D (1980) Effect of growth hormone and oxandrolone singly and together on growth rate in girls with X chromosome abnormalities. J Pediatr 96: 132–135
19. Sanger R, Tippett P, Gavin J (1971) Xg groups and sex abnormalities in people of northern European ancestry. J Med Genet 8: 417–426
20. Siggers DC, Polani PE (1972) Congenital heart disease in male and female subjects with somatic features of Turner's syndrome and normal sex chromosomes. (Ullrich's and related syndromes). Br Heart J 34: 41–46
21. Entfällt
22. Singh RP, Carr DH (1967) The anatomy and histology of XO human embryos and fetuses. Anat Rec 155: 369–384
23. Stanke N, Willig RP (1981) Treatment of short stature in Turner syndrome. J Pediatr 96: 176–177
24. Stolecke H (1982) Endokrinologie des Kindes- und Jugendalters, Kapitel 12 – Pathophysiologie und Klinik des gestörten Längenwachstums. Springer, Berlin Heidelberg New York
25. Summitt RL (1979) Noonan syndrome. In: Bergsma D (ed) Birth defects compendium. The national foundation. Liss, New York, pp 778–779

26. Turner HH (1938) A syndrome of infantilism, congenital webbed neck, and cubitus valgus. Endocrinology 23: 566–574
27. Uchida I, Summit RL (1979) Chromosomes and their abnormalities. In: Nelson WE, Vaughan VC III, McKay RJ Jr, Behrmann RE (eds) Textbook of pediatrics, 2nd edn. Saunders, Philadelphia London, pp 366–367
28. Ullrich O (1930) Über typische Kombinationsbilder multipler Abartungen. Z Kinderheilkd 49: 271–276
29. Urban MD, Lee PA, Dorst JP, Plotnick LP, Migeon CJ (1979) Oxandrolone therapy in patients with Turner syndrome. J Pediatr 94: 823–827
30. Van der Hanwaert LG, Fryns JP, Dumoulin M, Logghe N (1978) Cardiovascular malformations in Turner's and Noonan's syndrome. Br Heart J 40: 500–509
31. Wolf U, Fraccaro M, Mayerová A, Hecht T, Zuffardi O, Hameister H (1980) Turner syndrome patients are H-Y positive. Hum Genet 54: 315–318

2 Hypothyreosescreening

M. Klett

2.1 Einleitung

Die konnatale Hypothyreose ist unter den angeborenen Erkrankungen die häufigste und bezüglich ihres späteren Verlaufs schwerwiegendste endokrine Störung beim Neugeborenen. Wegen der anfänglich nur geringfügig oder gar nicht ausgeprägten klinischen Symptomatik wird sie während der ersten Lebensmonate leicht übersehen, führt dann aber im späteren Verlauf zu schweren geistigen Schäden und körperlichen Entwicklungsstörungen. Die geistigen Schäden sind – in Abhängigkeit vom Behandlungsbeginn – größtenteils irreversibel.
Seit der Einführung radioimmunologischer Methoden in die Schilddrüsenhormondiagnostik zu Beginn der 70er Jahre war das Ziel einer laborchemischen Früherkennung der angeborenen Hypothyreose nähergerückt. Im Jahr 1973 wurde in Kanada erstmals ein Mikroverfahren zum radioimmunologischen Thyroxinnachweis aus getrockneten Blutstropfen Neugeborener entwickelt. In den darauffolgenden Jahren wurden in rascher Folge weitere Verfahren (reverse T_3 und TSH) an die Verhältnisse der Hormonbestimmung aus Trockenblutproben adaptiert.
Inzwischen liegen eine Reihe von Ergebnissen vor, die einen Überblick über die Häufigkeit und Ausprägung permanenter und transienter Hypothyreoseformen gestatten. Darüber hinaus wurden eine Reihe physiologischer und pathophysiologischer Besonderheiten der Schilddrüsenfunktion in der Neonatalperiode aufgedeckt, deren Kenntnis für eine korrekte Interpretation von Screeningbefunden unerläßlich ist.

2.2 Bemerkungen zu Organisation und Aufwand des Hypothyreosescreenings

Empfehlungen der Europäischen Schilddrüsengesellschaft zur Einführung eines allgemeinen Hypothyreosescreening [26]:

1. Eine Frühdiagnostik und -behandlung der angeborenen Hypothyreose ist wegen der Wahrscheinlichkeit einer bei verzögertem Behandlungsbeginn zu erwartenden irreversiblen Hirnschädigung allgemein zu empfehlen.
2. Die TSH- oder T_4-Bestimmung in Trockenblutproben Neugeborener kann ohne Schwierigkeiten mit dem bereits eingeführten Stoffwechselscreening kombiniert werden.
3. Die Kosten der neonatalen Massenuntersuchung auf Hypothyreose sind gegenüber den Folgekosten bei Hirnschädigung vergleichsweise gering.
4. Das Screening für angeborene Hypothyreose erfordert eine konsequente Behandlungsüberwachung und langfristige Kontrolle erkrankter Kinder.

Screening-methoden

Auswahl der Parameter und Kostenaufwand. Anhand von Verlaufsuntersuchungen wurde die Eignung von TSH, T_3, T_4 und rT_3 zur Hypothyreosediagnostik bei Neugeborenen untersucht. Die Bestimmung von T_4 ermöglicht eine Diagnosestellung **ab dem 3. Lebenstag,** während rT_3 sowohl im Nabelschnurblut als auch **während der ersten 5 Lebenstage** zur Früherkennung der angeborenen Hypothyreose herangezogen werden kann. Beide Hormone zeigen jedoch eine weitgehende Überlappung bei der Abgrenzung noch euthyreoter von bereits hypothyreoten Werten. Ihre Unterscheidung ist durch die zusätzliche **TSH-Bestimmung** möglich, wobei festgestellt wird, daß die TSH-Bestimmung als primäre Untersuchungsmethode der primären Bestimmung von T_4 oder rT_3 **überlegen** ist. Wegen des unmittelbar postpartal erfolgenden physiologischen TSH-Anstiegs sollte ein TSH-Screening entweder **im Nabelschnurblut oder nach dem 2. Lebenstag** erfolgen [23].

TSH-Screening

Die **Vor- und Nachteile** der TSH-Bestimmung im Nabelschnurblut und am 5. Lebenstag werden von Zabransky [37, 38] einander gegenübergestellt: die TSH-Bestimmung im Nabelschnurblut ermöglicht eine frühzeitigere Diagnosestellung mit Behandlungsbeginn noch vor Entlassung von Mutter und Kind. Aufwendiger dagegen ist die Organisation, da eine zusätzliche Blutprobensammlung unmittelbar nach der Geburt organisiert werden muß.

Die Vorteile der TSH-Bestimmung am 5. Lebenstag sind durch die Kopplung an das bestehende Stoffwechselscreening vorgegeben, welche eine sofort 100%ige Erfassung aller Neugeborenen, die am Screeningprogramm teilnehmen, ermöglicht. Ein 2. Vorteil betrifft die bessere Diskriminierung der TSH-Werte am 5. Lebenstag und die dadurch geringere Rate an Kontrolluntersuchungen. Nachteilig erscheint der spätere Behandlungsbeginn (in der Bundesrepublik Deutschland durchschnittlich 12. Lebenstag).

Kosten

Die TSH-Bestimmung aus Trockenblutproben, die im Verbund mit dem Stoffwechselscreening an 79 000 Neugeborenen vorgenommen wurde, führte innerhalb kurzer Zeit zur vollständigen Erfassung aller im Einzugsbereich des Stoffwechselscreening entbundenen Neugeborenen. Die Testkosten beliefen sich auf DM 4,50/Neugeborenes. In diesem Betrag sind neben den Materialkosten die personellen und räumlichen Aufwendungen berücksichtigt. Pro entdeckte Hypothyreose muß ein Betrag von DM 15 000 aufgewendet werden, der einem geschätzten Versorgungsaufwand eines geistig geschädigten Menschen von DM 150 000 gegenübersteht [31].

In der Schweiz wurde im Januar 1977 ein Hypothyreosescreeningprogramm zur Früherkennung der angeborenen Hypothyreose eingerichtet. Die Früherkennungsuntersuchung erfolgte – in Anbindung an das bestehende Stoffwechselscreening – auf der Basis der radioimmunologischen TSH-Bestimmung aus Trockenblutproben. Hierzu wurde eine Modifikation der Serum-TSH-Bestimmung unter Verwendung kommerziell erhältlichen TSH-Antikörpers (Calbiochem) entwickelt. Die untere Nachweisgrenze der Screeningmethode liegt bei 10 µE/ml TSH (MRC 68/38). In den Test werden Trockenblutfilterpapierstanzen mit einem Durchmesser von 6,5 mm eingesetzt. Die Testdauer bis zum Erhalt der Ergebnisse beträgt ca. 2 Tage. Die Kosten pro Neugeborenes belaufen sich auf sfr 4,40. TSH-Trockenblutproben zeigen nach 4monatiger Lagerung im Kühlschrank (4 °C) keine Veränderung [14].

Laborspezifische Variationsbreite der Ergebnisse

Die **Qualitätssicherung** von TSH-Screeningverfahren erscheint in Anbetracht der breiten Variation der Ergebnisse des ersten Ringversuchs zumindest im Hinblick auf die direkte Vergleichbarkeit absoluter TSH-Werte problematisch.

Die bis heute vorliegenden Erfahrungen zeigen, daß die

laborinterne Qualitätssicherung der TSH-Screeningverfahren von der individuellen Erfahrung des Labors profitiert. Die Zahl der am Hypothyreosescreening beteiligten Laboratorien sollte nach Möglichkeit nicht erweitert werden, da wegen der erwähnten testspezifischen Besonderheiten eine Reduzierung der Probenanzahl auch eine Einschränkung der erfahrungsabhängigen laborinternen Qualitätssicherung bedeutet [20].

2.3 Ergebnisse des Hypothyreosescreening

2.3.1 Bundesrepublik Deutschland

Häufigkeit Die **konnatale Hypothyreose** tritt nach den letzten Erhebungen in der Bundesrepublik Deutschland mit einer Häufigkeit von *1:2500–1:3500* auf. Für die Hypothyreosediagnostik bewährt hat sich die primäre **Bestimmung von TSH am 5. Lebenstag** aus den für das Stoffwechselscreening entnommenen Trockenblutproben (Guthrie-Kärtchen). Untersuchungen zur Physiologie und Pathophysiologie ergaben Unterschiede der T_4-Konzentrationen reifer Neugeborener, Frühgeborener und kranker Frühgeborener, während sich die TSH-Werte der 3 Gruppen nicht unterschieden.

Untersuchungsstellen In 12 Screeningzentren wurden 1980 über 80% der Neugeborenen in Westdeutschland und in Westberlin auf das Vorliegen einer angeborenen Hypothyreose untersucht. Weitere 8% wurden durch kleine örtliche Laboratorien betreut. Seit Einführung des Hypothyreosescreening wurden mehr als 835 000 Neugeborene in der Bundesrepublik Deutschland untersucht, hiervon etwa 550 000 im Jahr 1980.

In 10 Screeningzentren war die TSH-Untersuchung (513 000 Neugeborene) an das seit vielen Jahren bestehende Stoffwechselscreening gekoppelt.

Die **Wahl des TSH-Grenzwerts,** der das Normalkollektiv von hypothyreoseverdächtigen Neugeborenen trennt, wurde von den verschiedenen Screeninglaboratorien entsprechend den dort vorliegenden Erfahrungen unterschiedlich gehandhabt. Trotz der unterschiedlichen, zwischen 8 und 20 µE/ml liegenden TSH-Grenzwerte lag die Zahl der Kontrolluntersuchungen mit ca. 0,6% in einem durchaus vergleichbaren Bereich. Die unterschiedlichen Grenzwerte sind deshalb am ehesten auf eine laborintern individuelle Optimierung des TSH-Testverfahrens zurückzuführen; andererseits beeinflussen eine Reihe von Faktoren, zu denen der Tag der Blutentnahme, der Einfluß endemischen Jodmangels und qualitative Unterschiede des verwendeten Filterpapiers zählen, die *laborintern unterschiedliche Festlegung des TSH-Grenzwerts*.

Als häufigste Ursache der *transienten Hypothyreose* gilt nach dem derzeitigen Stand die *Jodkontamination des Neugeborenen*, die sowohl durch Anwendung jodhaltiger Desinfektionslösungen als auch durch jodhaltige Röntgenkontrastmittel ausgelöst werden kann. Sie wird erklärt durch eine besonders hohe Empfindlichkeit der Neugeborenenschilddrüse auf erhöhte Jodzufuhr in der Vorgeburts- und in der Neugeborenenphase [20, 22].

Die transiente Hypothyreose wird u. a. auf regionalen *Jodmangel* zurückgeführt, der zusammen mit einer postulierten partiellen Organifikationsstörung (Enzymunreife) eine vorübergehende Hormonbildungsstörung verursachen könnte [5].

Passagere Hyperthyreotropinämien unklarer Ursache, z. B. bei Adaptationsstörungen, *bei Sectio und Frühgeburt* kommen vor [22].

2.3.2 Europa

Häufigkeiten in verschiedenen Untersuchungsserien

In 53 europäischen Screeninglaboratorien wurden bis Mitte 1979 1 276 307 Neugeborene durch *TSH- oder T_4-Screening* auf angeborene Hypothyreose untersucht. Bei 145 335 Neugeborenen wurde ausschließlich T_4 bestimmt. Die *Häufigkeit der permanenten Hypothyreose* betrug *1 : 9690,* die *der transienten Hypothyreose 1 : 5810.* Eine *primäre T_4-Bestimmung* mit zusätzlicher TSH-Bestimmung bei niedrigen T_4-Werten wurde bei 119 685 Neugeborenen durchgeführt. Die Häufigkeit der *permanenten Hypothyreose* betrug *1 : 3990,* die der *transienten 1 : 11 970*. Eine simultane T_4- und TSH-Bestimmung erfolgte bei 179 486 Neugeborenen. Die Häufigkeit der *permanenten Hypothyreose* betrug *1 : 3040* die der *transienten Form 1 : 2180*. 821 367 Neugeborene wurden einem *primären TSH-Screening* unterzogen. Die *Hypothyreosehäufigkeit betrug 1 : 3820,* die der *transienten Hypothyreose 1 : 29 320*. Eine kombinierte rT_3- und TSH- bzw. rT_4- und T_4-Bestimmung wurde bei 10 434 Neugeborenen durchgeführt und führte zu einer *Hypothyreosehäufigkeit von 1 : 5220 (permanent) bzw. 1 : 10 430 (transient)*. Insgesamt wurden 321 permanente (1 : 3980) und 135 transiente (1 : 8260) Hypothyreosen diagnostiziert [6].

Schilddrüsen-agenesie, -ektopie, -hypophasie

Die Häufigkeitsverteilung der Schilddrüsenagenesie und -ektopie ergab unter 132 auswertbaren Fällen in 39% eine Schilddrüsenagenesie und in 61% eine -ektopie oder -hypoplasie.

Die T_4- und T_3-Konzentrationen lagen in Fällen von Agenesie deutlich niedriger als bei Vorliegen ektopischen Schilddrüsengewebes, während die TSH-Konzentrationen beider Patientengruppen deutlich >50 µE/ml lagen.

Das Umfrageergebnis zeigt, daß durch alleinige T_4-Bestimmung weniger als die Hälfte der Hypothyreosen erfaßt werden, die beim primären TSH-Screening auffallen.

Die primäre T_4-Bestimmung in Verbindung mit zusätzlicher TSH-Bestimmung bei Proben mit niedriger T_4-Konzentration zeigt ein dem primären TSH-Screening vergleichbares Ergebnis. Auffällig erscheint allerdings die vergleichsweise hohe Frequenz transienter Hypothyreosen, die möglicherweise auf jodmangelbedingt erniedrigte T_4-Konzentrationen zurückgehen.

Unter den in weiten Teilen Europas herrschenden Jodmangelbedingungen erscheint *das primäre TSH-Screening* deshalb *geeigneter* als die Kombination einer primären T_4- mit zusätzlicher TSH-Bestimmung.

Im Jahr 1979 wurden *in Europa* 1 963 969 Neugeborene einem Hypothyreosescreening unterzogen, während seit Einführung des Hypothyreosescreening in Europa insgesamt 3 079 494 Neugeborene untersucht wurden. Unter ihnen fanden sich 855 Neugeborene mit kongenitaler Hypothyreose, was einer *Häufigkeit von 1 : 3600* entspricht. Die prozentual beste Erfassungsquote von 100% der Neugeborenen wurde in der Schweiz und in Dänemark erreicht, Österreich (98,1%),

Erfassungsquote

Luxemburg (97%) und Frankreich (95,1%) folgen. In Deutschland betrug die Erfassungsquote des Hypothyreosescreening 1979 ca. 80%. In allen anderen europäischen Ländern wurde das Hypothyreosescreening bei 0,6–52% der Neugeborenen durchgeführt [6, 7].

2.3.3 Überseeische Gebiete

Nordamerika

Die Ergebnisse der nordamerikanischen Multi-Center-Studie beziehen sich auf 3 Zentren. Als Screeningmethode gilt die primäre T_4-Bestimmung, die bei 1–10% der Proben durch eine zusätzliche TSH-Bestimmung ergänzt wird. In allen 3 Screeningzentren sind Stoffwechsel- und Hypothyreosescreening kombiniert. Insgesamt wurden 1 238 247 Neugeborene untersucht. Unter ihnen fanden sich 272 *primäre Hypothyreosen (1 : 4552)*, 7 *sekundäre Hypothyreosen (1 : 110 675)*, 20 *transiente Hypothyreosen (1 : 61 900)*, 7 Fälle von inadäquater *Hyperthyreotropinämie (1 : 110 695)* und 15 Patienten, die im Screening nicht erkannt wurden.

Szintigraphische Ergebnisse

Bei 125 Neugeborenen liegt ein Schilddrüsenszintigramm (^{99m}Tc) vor, das in 60% der Fälle eine Aplasie oder Hypoplasie ergab, während in 28% ektopisches Schilddrüsengewebe und in 12% eine normale Schilddrüse gefunden wurde.

Nur bei 15 von 306 hypothyreoten Kindern, entsprechend 5%, wurde aufgrund klinischer Zeichen eine Hypothyreose vermutet. Die Häufigkeit, d. h. die Rate an Kontrolluntersuchungen, variierte zwischen 0,01% und 1,1%, wobei unterschiedliche Rückrufkriterien diese Differenz erklären. Der Behandlungsbeginn lag durchschnittlich am 21. bzw. 27. Lebenstag.

Die Kosten für das Hypothyreosescreening beliefen sich auf ca. DM 2/Neugeborenes. Hierbei ist zu berücksichtigen, daß die primäre T_4-Bestimmung nur in Einzelproben erfolgte [10].

Australien

In Australien wurden 348 700 Neugeborene untersucht und 63 angeborene Hypothyreosen diagnostiziert, was einer Häufigkeit von 1 : 5 536 entspricht.

Das Hypothyreosescreening wird zentralisiert in Verbindung mit dem Stoffwechselscreening durchgeführt. Die Blutproben werden am 5. Lebenstag entnommen und einer T_4-Bestimmung zugeführt. Proben mit niedrigen T_4-Konzentrationen werden in einer Größenordnung von 10% einer zusätzlichen TSH-Bestimmung unterzogen.

Eine transiente Hypothyreose wurde bei 5 Patienten festgestellt (Häufigkeit 1 : 69 740). Für jede der transienten Hypothyreosen konnte eine Ursache eruiert werden: Mütterliche Hashimoto-Thyreoiditis, vermehrte Jodingestion durch Verzehr von Seealgen, transiente Nierenfunktionsstörung, Mangelgeburt mit Hypoglykämie, Aspirationspneumonie. Insgesamt wurden 3 Neugeborene mit angeborener Hypothyreose übersehen: Verzögerter Postversand wegen Poststreik, Verwechslung der Ergebnisse von Zwillingen, normales Ergebnis bei einem hypothyreoten Zwilling (fetofetale Transfusion in utero?). 25% der Hypothyreosen waren männlichen, 75% weiblichen Geschlechts. Bezüglich der Inzidenz wurden saisonale Schwankungen beobachtet mit einer Inzidenz von

1 : 4400 in den Monaten April–September und 1 : 8000 in den Monaten Oktober–März. Der Behandlungsbeginn lag zwischen dem 8. und 62. Lebenstag. Die Testkosten beliefen sich auf ca. DM 2 [3].

2.3.4 Internationaler Vergleich

37 Screeninglaboratorien beteiligten sich an einer internationalen Umfrage zum Thema Hypothyreosescreening. Insgesamt wurden **4 449 106 Neugeborene** untersucht, darunter fanden sich **1 089 000 primäre Hypothyreosen (1 : 4085)** und **149 transiente Hypothyreosen (1 : 29 860)**. 28 Neugeborene mit primärer Hypothyreose wurden nicht im Screening entdeckt (1 : 159 000), von denen 12 einen normalen T_4-Wert und 5 einen normalen TSH-Wert aufwiesen.

3,73 Millionen Neugeborene wurden durch T_4-Programme mit zusätzlicher TSH-Bestimmung untersucht. Unter ihnen waren 835 Hypothyreosen (1 : 4466).

Bei 500 000 Neugeborenen wurde ausschließlich TSH untersucht; es fanden sich 157 Fälle mit angeborener Hypothyreose (1 : 3239).

200 000 Neugeborene wurden durch gleichzeitiges T_4- und TSH-Screening untersucht. Hier wurden 56 Fälle mit angeborener Hypothyreose entdeckt (1 : 3695).

Etwa 777 000 Neugeborene wurden von Screeningprogrammen erfaßt, die eine routinemäßige Zweituntersuchung im Alter von 4–8 Wochen vorsehen. Dabei wurden etwa 600 000 Neugeborene routinemäßig ein 2. Mal untersucht. Bei der ersten Untersuchung wurden 169 angeborene Hypothyreosen entdeckt (1 : 4600), während bei der Zweituntersuchung 22 weitere Fälle aufgedeckt wurden (1 : 26 000). Insgesamt betrug die Hypothyreosefrequenz in diesen Programmen 1 : 4068.

In T_4-Screeningprogrammen, die bei auffällig niedrigen T_4-Konzentrationen eine zusätzliche TSH-Untersuchung vornehmen, werden bezüglich der Frequenz entdeckter Hypothyreosen die günstigsten Resultate erzielt, wenn 8–20% der niedrigsten T_4-Werte einer Zweituntersuchung unterzogen werden. Die Hypothyreosehäufigkeit liegt dann bei 1 : 4000 gegenüber 1 : 5000, wenn nur 1–4% der Proben mit niedrigen T_4-Werten durch zusätzliche TSH-Bestimmung überprüft werden [30].

TSH-Ringversuch   Das Center for Disease Control, United States Department of Health and Human Services gibt einen Bericht über einen ersten internationalen TSH-Ringversuch. 22 Screeninglaboratorien aus Nordamerika, Europa und Asien waren an diesem Ringversuch beteiligt. Drei Blutproben mit unterschiedlichem TSH-Gehalt (80,4, 40,8 und 20,4 µE/ml) wurden an die Laboratorien per Post verschickt. Innerhalb eines Zeitraums von 6–112 Tagen wurden die Proben 5 mal untersucht. Für die Probe 1 (80,4 µE/ml) ergaben sich Mittelwerte zwischen 27 und 94 µE/ml, für die Probe 2 (40,8 µE/ml) ergaben sich Werte zwischen 14 und 40 µE/ml, für Probe 3 (20,4 µE/ml) differierten die Mittelwerte zwischen 4 und 25 µE/ml.

Große Schwankungen der Ergebnisse   Obwohl zum Teil gleichartige kommerzielle Methoden verwendet wurden, waren die **Differenzen erheblich,** doch lag der laborindividuelle Trend in der Regel bei allen 3 Proben entweder bei hohen oder bei niedrigen Werten.

Als wesentliches Ergebnis zeichnet sich ab, daß die offensichtlich laborinterne Testmodifikation zu durchaus unterschiedlichen Ergebnissen führt, die einen **direkten Vergleich der absoluten TSH-Konzentrationen zwischen den einzelnen Laboratorien nicht erlauben.**

Untersuchungen zur Stabilität von TSH beim Versand erstreckten sich auf einen Zeitraum von 11 Wochen. Eine Veränderung der TSH-Konzentration wurde dabei nicht beobachtet. Deutliche lagerungsabhängige Veränderungen ergaben sich erst bei Temperaturen > 37 °C: bei 37 °C ist innerhalb von 10 Wochen ein etwa 12%iger Verlust an TSH-Konzentration zu erwarten, bei 45 °C beträgt dieser nach 10 Wochen 30%, bei 56 °C nach 4 Wochen 60%.

Homogenitätsuntersuchungen in auf Filterpapier getrockneten Blutstropfen ergaben in der Mitte geringfügig höhere Konzentrationen als in der Randzone des Blutstropfens [2].

2.4 Besonderheiten der Schilddrüsenfunktion bei Neu- und Frühgeborenen

2.4.1 Schilddrüsenfunktion bei Reif- und Frühgeborenen

Physiologie der Schilddrüsenfunktion   Im Alter von 7 Wochen nimmt die fetale Schilddrüse ihre endgültige Position vor dem Schilddrüsenknorpel ein. Ab der 12. Woche wird Jod in meßbaren Mengen eingelagert und ab der 24.–26. Woche ist der hypophysäre Regelkreis ausgebildet. Es folgt ein kontinuierlicher Anstieg der Schilddrüsenhormonkonzentrationen, der bis zur Geburt andauert, während TSH ab der 24. Woche gleichbleibende Konzentrationen beibehält. Hinsichtlich der Schilddrüsenentwicklung besteht dabei eine fetale Autonomie, da die *Plazenta für Schilddrüsenhormone und TSH undurchlässig* ist.

Bei Neugeborenen Unmittelbar *nach der Geburt erfolgt ein steiler TSH-Anstieg,* der eine deutliche Zunahme der T_3-, T_4-Konzentrationen bewirkt. Bei Frühgeborenen ist der postnatale TSH- und T_4-Anstieg weniger ausgeprägt als bei reifen Neugeborenen. Die postnatal stark erhöhten TSH-Konzentrationen kehren innerhalb der ersten 48–120 Lebensstunden auf normale Werte (< 20 µE/ml) zurück, während die *physiologische Hyperthyroxinämie* sich nur langsam zurückbildet und für die Dauer der Neugeborenenperiode meist aufrechterhalten wird.

Bei Frühgeborenen wird – ausgehend von niedrigeren Anfangskonzentrationen – nur ein *geringerer Anstieg der T_4-Konzentrationen* beobachtet. Eine Sonderstellung nimmt die bei Frühgeborenen meist krankheitsbedingt beobachtete *Hypothyroxinämie ein, die sich von der transienten Hypothyreose durch Beibehaltung normaler TSH-Konzentrationen unterscheidet* [11].

Hypothyroxinämie versus transiente Hypothyreose Uhrmann et al. [35] untersuchten bei 35 Frühgeborenen mit einem durchschnittlichen Gestationsalter von 32,5 Wochen in einer Longitudinalstudie den Verlauf von T_4, T_3, rT_3 und TSH während der ersten 3 Lebenswochen. Unter Berücksichtigung von Reifgrad und Klinik wurden die Frühgeborenen in 3 Gruppen aufgeteilt: 13 gesunde Frühgeborene zeigten während der ersten Lebenstage einen Anstieg von TSH, T_4 und T_3, dessen Ausmaß im Vergleich zu Reifgeborenen jedoch deutlich geringer war, der Verlauf bei rT_3 war dem bei Reifgeborenen beobachteten ähnlich. Bei 7 Früh-Mangelgeborenen war der Verlauf von TSH und T_4 demjenigen gesunder Frühgeborener vergleichbar, während die T_3-Werte in der 1. Lebenswoche deutlich niedriger lagen. Im Vergleich zu Reifgeborenen liegen die Schilddrüsenhormonkonzentrationen bei Frühgeborenen entsprechend ihrem Gestationsalter auf einem niedrigeren Niveau.

In einer 1981 erschienenen Arbeit aus der gleichen Gruppe [36] wird über die Schilddrüsenfunktion von 54 Neugeborenen mit niedrigem Geburtsgewicht während der ersten 3 Lebenswochen berichtet. Nach klinischen Kriterien wurde eine Einteilung in 3 Gruppen vorgenommen:

- 21 gesunde Frühgeborene,
- 23 Frühgeborene mit Atemnotsyndrom,
- 10 Früh-Mangelgeborene.

Das durchschnittliche Gestationsalter lag bei 32,7 Wochen. Die Häufigkeit der Hypothyroxinämie, definiert als mindestens einmalige Unterschreitung einer T_4-Konzentration von 3 µg/dl, war in den 3 Gruppen unterschiedlich: *Gesunde Frühgeborene* zeigten *in 24%, Frühgeborene mit Atemnotsyndrom in 35%* und *Früh-Mangelgeborene in 50% eine Hypothyroxinämie.* Die Serum-TSH-Werte blieben während des Untersuchungszeitraumes normal, der T_3-Uptaketest zeigte keine Auffälligkeiten. Außer 2 von 54 Frühgeborenen zeigten alle Patienten am Ende der 3 wöchigen Untersuchungsperiode T_4-Werte > 4 µg/dl.

Klett u. Schönberg [21] fanden bei Frühgeborenen (n = 80) T_4-Konzentrationen ($\bar{x}$ = 9 µg/dl), die deutlich unter dem Niveau reifer Neugeborener ($\bar{x}$ = 12 µg/dl) lagen. Die T_3-Werte unterschieden sich kaum von denen Reifgeborener.

Die Unterscheidung der bei Frühgeborenen häufigen Hypothyroxinämie von der transienten Hypothyreose ist durch TSH-Bestimmung möglich. Um Verwechslungen auszuschließen, wird bei Frühgeborenen grundsätzlich die Bestimmung von T_4 und TSH empfohlen.

2.4.2 Einfluß neonataler Erkrankungen

Frühgeborene mit RDS

Uhrmann et al. [35] untersuchten 15 Frühgeborene mit *Atemnotsyndrom* und fanden, daß der physiologische postpartale *TSH-, T_4- und T_3-Anstieg unterdrückt* blieb. Die Patienten zeigten während der ersten Lebenswoche im Vergleich zu der Gruppe gesunder Frühgeborener deutlich niedrigere T_3- und T_4-Werte. Zwischen dem 7. und 21. Lebenstag waren die Schilddrüsenhormonkonzentrationen bei gesunden und den an Atemnotsyndrom erkrankten Frühgeborenen ähnlich.

Cuestas u. Engel [4] betonten, daß bei Frühgeborenen (Gestationsalter 30.–35. Woche) mit RDS signifikant erniedrigte Werte für T_3, T_4 während der ersten 30–90 Lebenstage zu beobachten sind. Die TSH-Werte zeigten dabei keine Abweichungen von der Norm. Einen verminderten TSH-Anstieg nach der Geburt bei Neugeborenen mit RDS beschrieben

Jacobsen et al. [15]. Auch diese Autoren fanden allerdings nur während der ersten 5 Lebenstage T_3-, T_4-Konzentrationen, die niedriger waren als bei gesunden Frühgeborenen. TBG wurde bei derartigen Patienten ebenfalls erniedrigt gefunden [12] und auf eine Biosynthesestörung in der Leber zurückgeführt. Durch die TBG-Erniedrigung wird auch die Reduktion der Thyroxinkonzentration zumindest teilweise erklärt.

1979 äußerten Schönberger et al. [32] den Verdacht, daß ein Zusammenhang zwischen transienter Hypothyreose, RDS und Letalität bestehe. Von dieser Gruppe wurden im Rahmen einer prospektiven Studie insgesamt 100, z. T. kranke Frühgeborene mit einem Gestationsalter <37 Wochen und einem Geburtsgewicht <2200 g untersucht. 45 Frühgeborene erhielten eine prophylaktische Behandlung mit 25 µg T_4 und 5 µg T_3 tgl. während 55 Frühgeborene erst nach Diagnosestellung einer Hypothyreose mit Schilddrüsenhormon behandelt wurden. Verglichen wurde die Letalität beider Gruppen, die für die behandelten Frühgeborenen mit 6,6%, für die unbehandelten mit 29% angegeben wird [33, 34].

Über den Einfluß von Schilddrüsenfunktionsstörungen auf den Krankheitsverlauf bei schwerkranken Frühgeborenen und bei reifen Neugeborenen berichteten Klett et al. [25]. 27 Patienten waren an einem Atemnotsyndrom Stadium I-IV erkrankt, bei 12 dieser Patienten wurde eine passagere Erniedrigung der T_4-, FT_4- und T_3-Konzentrationen bei normalen TSH-Werten beobachtet. 9 der 12 Patienten wiesen komplizierend einen offenen Ductus arteriosus auf. 2 dieser Frühgeborenen starben, die anderen erholten sich innerhalb der ersten 14 Lebenstage. Von 6 Reifgeborenen mit angeborenem Herzfehler zeigten 5 passager erniedrigte T_3-, T_4-Werte. Die übrigen 15 Patienten wiesen normale Schilddrüsenhormon- und TSH-Werte auf. Die Letalität betrug bei Frühgeborenen mit Atemnotsyndrom 7%, bei schwerkranken Reifgeborenen 9,5%.

Ganz im Widerspruch zu den zitierten Ergebnissen fanden Klein et al. [19] *keine* Unterschiede zwischen Frühgeborenen mit und ohne RDS hinsichtlich der Daten für TSH, T_4, T_3 und rT_3. Die Autoren erklären entgegengesetzte Ergebnisse anderer Autoren damit, daß die Effekte, die durch den Vergleich mehrerer Variabler entstehen, von diesen Autorengruppen nicht korrigiert worden seien und somit ein unabhängiger statistischer Vergleich nicht gesichert sei. Abnormale Schilddrüsenhormonkonzentration bei Frühgeborenen mit

RDS seien also krankheitsbedingt und nicht auf einen Defekt der Schilddrüsenhormonregulation zurückzuführen.

2.4.3 Veränderungen nach Jodkontamination

Die hohe Letalität in der Untersuchung von Schönberger et al. [25, 33, 34] war alarmierend und der Effekt der T_4-, T_3-Prophylaxe eindrucksvoll. Später stellte sich heraus, daß offenbar eine durch jodhaltige Desinfizienzien bedingte Jodkontamination der Patienten vorgelegen hatte. Es wird diskutiert, daß eine jodinduzierte Hypothyreose den jeweiligen Krankheitsverlauf verschlechtert habe [25, 34].

2.4.4 Einfluß von Schilddrüsenantikörpern und Immunglobulinen

Im Rahmen des kanadischen Hypothyreosescreeningprogramms in Quebec wurde die Häufigkeit mikrosomaler Antikörpertiter im Nabelschnurblut und Trockenbluteluat Neugeborener (5. Lebenstag) untersucht.
Im Nabelschnurblut fanden sich positive Titer $>1 : 40$ in 8%, während aus Trockenbluteluat am 5. Lebenstag mikrosomale Antikörper in einer Häufigkeit von 1,1% entdeckt wurden. Andererseits wies unter 104 Neugeborenen mit angeborener Hypothyreose nur ein Neugeborenes mikrosomale Schilddrüsenantikörper auf.
Mütterliche mikrosomale Schilddrüsenantikörper beeinflussen in der Regel die *Schilddrüsenfunktion des Neugeborenen nicht.* Die angeborene Hypothyreose infolge Autoimmunthyreoiditis ist als Rarität anzusehen [9].
Eine Fallbeobachtung aus Japan berichtet über Geschwister mit angeborener Hypothyreose, deren Mutter infolge einer Hashimoto-Thyreoiditis eine erworbene Hypothyreose aufwies. Als Ursache der transienten Hypothyreose bei beiden Geschwistern wurden Immunglobuline isoliert, die eine inhibitorische Wirkung auf die Bindung von TSH am Schilddrüsenrezeptor ausüben. Diese mit TBII (= thyreotropinbindende inhibierende Immunglobuline) bezeichneten Immunglobuline waren bei der Mutter und bei einem der Geschwister nachweisbar. Bei beiden Geschwistern waren

darüber hinaus mikrosomale und Thyreoglobulinantikörper nach der Geburt positiv, verminderten sich während der Folgemonate und waren nach $6^1/_2$ Monaten nicht mehr nachweisbar. Die TSH-Konzentrationen waren nach der Geburt bei beiden Geschwistern stark erhöht (150 bzw. 320 µE/ml). Eine Schilddrüsenhormonbehandlung wurde deshalb für die Dauer von 17 bzw. 12 Monaten durchgeführt. Nach Absetzen der Schilddrüsenhormontherapie zeigte sich eine normale Schilddrüsenfunktion [28].

2.4.5 Inadäquate Hyperthyreotropinämie

Falsch erhöhte TSH-Werte

In einem TSH-Screeningprogramm wurden 7 Neugeborene mit normalen Serum-T_4- und -T_3-Konzentrationen, aber stark erhöhten TSH-Konzentrationen entdeckt. Ähnliche Befunde wurden bei den Müttern dieser Kinder erhoben. Nachdem dem radioimmunologischen Bestimmungsansatz Kaninchenserum zugesetzt wurde, war die TSH-Erhöhung nicht mehr nachweisbar, was den Verdacht auf falsch erhöhte TSH-Werte bestätigte. Eine Normalisierung der falsch erhöhten TSH-Werte trat innerhalb der ersten 6 Lebensmonate ein. Weiterführende Untersuchungen der offenbar mütterlicherseits *plazentar übertragenen Antikörper* führten zur Isolierung eines mütterlichen Antikaninchenfaktors, der durch Verwendung eines auf Kaninchenlunge mikrobiell kultivierten Impfstoffs nach erfolgter Impfung von der Mutter gebildet wurde.

Derartige Konstellationen können in TSH-Screeningprogrammen zu falsch erhöhten TSH-Werten führen [13].

Unter 113 890 japanischen Neugeborenen wurden im Hypothyreosescreening 6 Kinder mit einer transienten Hyperthyreotropinämie entdeckt. Die erhöhten TSH-Spiegel wurden zwischen der 2. und 8. Lebenswoche beobachtet und normalisierten sich spontan zwischen dem 3. und 9. Lebensmonat. Die Konzentrationen für T_4, freies T_4 und T_3 waren während des Beobachtungszeitraums normal.

Als Ursache der transienten Hyperthyreotropinämie wird eine partielle *Resistenz der Hypophyse gegenüber Schilddrüsenhormonen* diskutiert [29].

2.5 Diagnostik, Therapie und Prognose der angeborenen Hypothyreose

2.5.1 *TSH-Screening in der Bundesrepublik Deutschland: Diagnostik und Therapie*

In Zusammenarbeit mit Vertretern der Fachgesellschaften für Klinische Chemie, Laboratoriumsmedizin und Kinderheilkunde wurden Richtlinien zur Frühdiagnose und -behandlung der angeborenen Hypothyreose erarbeitet. Sie orientieren sich im wesentlichen an den Empfehlungen der internationalen Konferenz über Hypothyreosescreening im September 1979 in Quebec, Kanada, und den Empfehlungen der Europäischen Schilddrüsengesellschaft (ETA).

Diagnose Der Zeitpunkt der **Blutentnahme** für das Hypothyreosescreening wurde auf den *5. Lebenstag* festgelegt. Die Diagnosestellung soll durch TSH-Bestimmung aus Trockenblutproben erfolgen. *TSH-Werte zwischen 20 und 100 µE/ml* sind *kontrollbedürftig* und müssen aus einer unmittelbar angeforderten Serumprobe überprüft werden. TSH-Screeningwerte *>100 µE/ml* bedürfen darüber hinaus einer *sofort* nach Entnahme des Kontrollbluts einsetzenden *Substitution* mit Schilddrüsenhormon. Bei Bestätigung der Verdachtsdiagnose ist die Behandlung weiterzuführen bzw. in den Fällen mit TSH-Screeningwerten zwischen 20 und 100 µE/ml einzuleiten.

Therapie Die Schilddrüsenhormonbehandlung sollte durch ein L-Thyroxinpräparat erfolgen, dessen *Dosierung* während der ersten 6 Lebensmonate bei Reifgeborenen *zwischen 50 und 25 µg tgl.*, bei *Frühgeborenen zwischen 10 und 8 µg/kg KG* täglich liegen sollte. Zwischen dem 6. und 12. Lebensmonat wird eine Dosierung von 50–75 µg tgl. empfohlen. Zwischen dem 1. und 6. Lebensjahr sind 75–100 µg tgl., zwischen 6. und 12. Lebensjahr 100–150 µg tgl. erforderlich. Jenseits des 12. Lebensjahres beträgt die L-Thyroxindosierung je nach Bedarf 150 µg L-Thyroxin tgl. oder mehr [16].

2.5.2 *Pränatale Diagnostik der angeborenen Hypothyreose*

Eine Fallbeobachtung aus Israel berichtet über den Versuch einer pränatalen Hypothyreosediagnostik bei 2 Frauen, deren Feten aufgrund anamnestischer Daten hypothyreoseverdächtig waren.

Pränatale Diagnose problematisch

Die *rT$_3$-Bestimmung aus der Amnionflüssigkeit*, die in der 16. Schwangerschaftswoche erfolgte, ergab im ersten Fall eine niedrige rT$_3$-Konzentration von 20 ng/dl, aufgrund derer eine fetale Hypothyreose vermutet und eine Behandlung durch intraamniale Thyroxinapplikation eingeleitet wurde. Bei Geburt und während der Säuglingszeit erwies sich das Kind überraschenderweise als euthyreot.

Im zweiten Fall fand sich in der Amnionflüssigkeit der 19. Schwangerschaftswoche eine normale bis hohe rT$_3$-Konzentration von 140–190 ng/dl. Eine Behandlung wurde deshalb nicht vorgenommen. Bei Geburt erwies sich das Neugeborene jedoch als hypothyreot mit TSH-Werten >200 µE/ml und T$_4$-Konzentrationen zwischen 1 und 1,4 µg/dl. Aufgrund der vorliegenden Daten ist die Problematik der pränatalen Hypothyreosediagnostik nach wie vor ungelöst. Die einmalige Bestimmung von rT$_3$ ist offensichtlich unzureichend und kann, ohne Kenntnis des weiteren Verlaufs, zu einer Fehldiagnose führen [27].

Zur pränatalen Hypothyreosediagnostik wurden Referenzwerte für T$_4$, T$_3$ und rT$_3$ in der Amnionflüssigkeit bei verschiedenen Gestationsaltern erarbeitet. Die T$_4$- und rT$_3$-Konzentrationen zeigten dabei bis etwa zur 30. Schwangerschaftswoche einen allmählichen Anstieg bis 1,2 µg/ml für T$_4$ und 491 ng/dl für rT$_3$. Bis zur Geburt nahmen die Konzentrationen von T$_4$ und rT$_3$ wieder allmählich ab. Dagegen stieg T$_3$ während der gesamten Schwangerschaftsdauer kontinuierlich an und erreichte zum Geburtstermin Konzentrationen zwischen 0,04 und 0,02 ng/ml.

Die Bestimmung des Schilddrüsenhormonmusters für T$_4$, T$_3$ und rT$_3$ aus der Amnionflüssigkeit erlaubt möglicherweise doch eine pränatale Hypothyreosediagnostik. Die diagnostische Sicherheit dürfte durch Verlaufsbeobachtung größer werden [18].

2.5.3 Prognose bei primärer und sekundärer Hypothyreose

Möglichst frühzeitige Therapie = bessere Prognose

Die Beziehungen zwischen Therapiebeginn und erreichter Intelligenz wurden bei 31 Patienten mit angeborener Hypothyreose überprüft. Patienten, bei denen vor dem 3. Lebensmonat eine Behandlung eingeleitet wurde, wiesen einen signifikant höheren IQ auf als Patienten, die erst nach dem

3. Lebensmonat behandelt wurden. Die bei Behandlungsbeginn vor dem 3. Lebensmonat erreichten IQ-Werte (Stanford-Binet-Intelligenztest) lagen durchschnittlich bei 89 ± 14, bei Therapiebeginn zwischen dem 3. und 6. Lebensmonat bei 70 ± 20 und bei Behandlungsbeginn jenseits des 7. Lebensmonats bei 54 ± 20 (SD) [17].

35 Kinder mit angeborener Hypothyreose, deren Diagnosestellung durch das Hypothyreosescreening erfolgte, wurden im Alter von 12 und 18 Monaten nachuntersucht und mit 37 gesunden gleichaltrigen Kindern verglichen. Die Entwicklungsdiagnostik erfolgte mit dem Griffiths-Test, der die motorische Entwicklung, das Hör- und Sprachvermögen, die Koordination von Augen und Händen einschließt und nach einem allgemeinen Index bewertet, der als Entwicklungsquotient ausgedrückt wurde.

Die Untersuchung im 12. Lebensmonat ergab keinen statistisch signifikanten Unterschied zwischen der Kontrollgruppe und den hypothyreoten Kindern.

Im Alter von 18 Monaten wurde ein Unterschied bei der Hör- und Sprachentwicklung und bei allgemeinen Leistungen festgestellt. Ein Vergleich der Entwicklungsquotienten beider Gruppen ergab 105,9 gegenüber 111,2 ($p < 0,02$) der hypothyreoten Kinder gegenüber der gesunden Kontrollgruppe. Bei keinem der hypothyreoten Kinder lag der Entwicklungsquotient <85, was trotz des Unterschieds zur Kontrollgruppe darauf hinweist, daß *die Prognose im Screening entdeckter frühbehandelter Kinder günstig* ist [8].

Hypothalamo-hypophysäre (sekundäre) Hypothyreose

Bei 33 Patienten mit idiopathischer hypothalamo-hypophysärer Hypothyreose wurde der Intelligenzquotient sowie die Schul- und Berufsfähigkeit untersucht. Die Therapie mit Schilddrüsenhormonen wurde zwischen dem 4. und 18. Lebensjahr begonnen. Der mittlere IQ betrug $103,3 \pm 16,7$ (SD).

9 Patienten mit einem IQ <90 hatten sämtlich Geburtskomplikationen (Steißlage, Asphyxie). Zum Vergleich wurden 52 Patienten mit primärer Hypothyreose untersucht, deren mittlerer IQ mit $89,3 \pm 18,1$ (SD) signifikant niedriger lag ($p < 0,001$) als bei Patienten mit hypothalamo-hypophysärer Hypothyreose. Es bestand dabei eine deutliche Abhängigkeit des erreichten IQ vom Zeitpunkt des Behandlungsbeginns (IQ $96,8 \pm 16,9$ bei Behandlung vor dem 4. Lebensmonat, IQ $78,2 \pm 19,2$ bei Behandlung zwischen dem 5. und 12. Lebensmonat).

Im Gegensatz dazu sind die Intelligenz sowie die Schul- und Berufsfähigkeit von Patienten mit hypothalamo-hypophysärer Hypothyreose auch bei spätem Therapiebeginn normal, falls nicht andere Ursachen für einen geistigen Entwicklungsrückstand bestehen. Die *Frühentdeckung der sekundären Hypothyreose* durch das Neugeborenenscreening *scheint deshalb nicht erforderlich zu sein* [1].

Literatur

1. Bucher H, Illig R (1980) Intellectual, school and occupational performance in patients with idiopathic hypothalamopituitary hypothyroidism and primary hypothyroidism. Helv Paediatr Acta 35: 489–500
2. CDC: Center for Disease Control (1980) The international status of thyroid stimulating hormone assay for neonatal hypothyroid screening. US Department of Health and Human Services, Atlanta
3. Connelly J, Francis I, Robertson EF, Wilkins A, Wilken B, Brown DA (1980) Australian experience in screening newborn infants for congenital hypothyroidism. In: Burrow GN, Dussault JH (eds) Neonatal thyroid screening. Raven, New York, pp 145–154
4. Cuestas RA, Engel RR (1979) Thyroid function in preterm infants with respiratory distress syndrome. J Pediatr 94: 643
5. Delange F, Dodion J, Wolter R, Bourdoux P, Dalhem A, Glinoer D, Ermans AM (1978) Transient hypothyroidism in the newborn infant. J Pediatr 92: 974
6. Delange F, Beckers C, Höfer R, König MP, Monaco F, Varrone S (1980) Progress report on neonatal screening for congenital hypothyroidism in Europe. In: Burrow GN, Dussault JH (eds) Neonatal thyroid screening. Raven, New York, pp 107–131
7. Delange F, Illig R, Rochiccioli P, Jacobsen BB (1981) Progress report 1980 on neonatal thyroid screening in Europe. Acta Paediatr Scand 70: 1–2
8. Dussault JH, Letarte J, Glorieux J, Morissette J, Guyda H (1980) Psychological development of hypothyroid infants at age 12 and 18 months. Experience after neonatal screening. In: Burrow GN, Dussault JH (eds) Neonatal thyroid screening. Raven, New York, pp 271–276
9. Dussault JH, Letarte J, Guyda H, Laberge C (1980) Lack of influence of thyroid antibodies on thyroid function in the newborn infant and on a mass screening program for congenital hypothyroidism. J Pediatr 96: 385–389
10. Dussault JH, Mitchell ML, La Franchi S, Murphey WH (1980) Regional screening for congenital hypothyroidism: Results of screening one million North American infants with filterpaper spot T4-TSH. In: Burrow GN, Dussault JH (eds) Neonatal thyroid screening. Raven, New York, pp 155–165
11. Fisher DA, Klein AH (1981) Thyroid development and disorders of thyroid function in the newborn. N Engl J Med 304: 702–712

12. Gendrel D, Delvigne L, Aufrant C, Delvigne A, Auyard Y, Georges P (1981) Abaissement de la thyroxine plasmatique et de sa protéine porteuse au cours des détresses respiratoires néonatales. Arch Fr Pediatr 38: 401–403
13. Gendrel D, Feinstein MC, Grenier J et al. (1981) Falsely elevated serum thyrotropin (TSH) in newborn infants: Transfer from mothers to infants of a factor interfering in the TSH radioimmunoassay. J Clin Endocrinol Metab 52: 62–65
14. Illig R, Torresani T, Sobradillo B (1977) Early detection of neonatal hypothyroidism by serial TSH determination in dried blood. Helv Paediatr Acta 32: 289–297
15. Jacobsen BB, Peitersen B, Hummer L (1979) Serum concentrations of thyrotropin, thyroid hormones and hormone-binding proteins during acute and recovery stages of idiopathic respiratory distress syndrome. Acta Paediatr Scand 68: 257–264
16. Kinder-Richtlinien (1980) Bekanntmachung der Änderung der Richtlinien des Bundesausschusses der Ärzte und Krankenkassen über die Früherkennung von Krankheiten bei Kindern bis zur Vollendung des vierten Lebensjahres (14. 1. 1980). Bundesanzeiger 32: 18
17. Klein AH, Meltzer S, Kenny FH (1972) Improved prognosis in congenital hypothyroidism treated before age 3 months. J Pediatr 81: 912
18. Klein AH, Murphy BEP, Artal R, Oddie TH, Fisher DA (1980) Amniotic fluid thyroid hormone concentrations during human gestation. Am J Obstet Gynecol 136: 626
19. Klein AH, Foley B, Foley TP, MacDonald HM, Fisher DA (1981) Thyroid function studies in cord blood from premature infants with and without RDS. J Pediatr 98: 818–820
20. Klett M (1981) Neugeborenen-Hypothyreose-Screening: Ergebnisse der 3. Arbeitstagung für Hypothyreosescreening in Berlin am 3. März 1981. Endokrinol Inform 3: 108–110
21. Klett M, Schönberg D (1979) Hypothyreosescreening bei Neu- und Frühgeborenen. Therapiewoche 29: 8631–8633
22. Klett M, Schönberg D (1981) Neugeborenen-Hypothyreose-Screening in der Bundesrepublik Deutschland. Dtsch Med Wochenschr 106: 6–12
23. Klett M, Mayer P, Schönberg D (1978) Neugeborenen-Hypothyreosescreening. Möglichkeiten und erste Erfahrungen. Monatsschr Kinderheilkd 126: 383–386
24. Klett M, Bohnert R, Schönberg D (1981) Schilddrüsenfunktion und neonatale Mortalität. Monatsschr Kinderheilkd 129: 55–56
25. Klett M, Bohnert R, Wille L, Schönberg D (1981) Abschließende Stellungnahme zu den Bemerkungen von Schönberger W. et al. zur Arbeit „Schilddrüsenfunktion und neonatale Mortalität". Monatsschr Kinderheilkd 129: 425
26. König MP, Beckers C, Delange F, Höfer R, Monaco F, Varrone S (1978) Empfehlungen der Europäischen Schilddrüsengesellschaft zum Hypothyreosescreening bei Neugeborenen. Dtsch Med Wochenschr 103: 833
27. Landau H, Sack J, Frucht H, Palti Z, Hochner-Celnikier D, Rosenmann A (1980) Amniotic fluid 3,3',5'-triiodothyronine in the detection of congenital hypothyroidism. J Clin Endocrinol Metab 50: 799–801
28. Matsuura N, Yamada Y, Nohara Y et al. (1980) Familial neonatal transient hypothyroidism due to maternal TSH-binding inhibitor immunoglobulin. N Engl J Med 303: 738

29. Miyai K, Harada T, Nose O et al. (1980) Transient infantile hyperthyrotropinemia. In: Thyroid research, vol VIII. Proceedings of the eighth internat. thyroid congress. Australian Academy of Science, Canberra, pp 33–36
30. Murphey WH, Pidcoe V (1980) Preliminary results of an international questionaire on screening for neonatal hypothyroidism. Association of State and Territorial Public Health Laboratory Directors (ASTPHLD), Oregon State Public Health Laboratory, Portland, Oregon
31. Schönberg D, Klett M (1980) Erfahrungen mit dem Hypothyreosescreening bei Neugeborenen. Therapiewoche 30: 6860–6870
32. Schönberger W, Grimm W, Gempp W, Dinkel E (1979) Transient hypothyroidism associated with prematurity, sepsis and respiratory distress. Eur J Pediatr 132: 85–92
33. Schönberger W, Grimm W, Emmrich P, Gempp W (1981) Reduction of mortality rate in premature infants by substitution of thyroid hormones. Eur J Pediatr 135: 245–253
34. Schönberger W, Grimm W, Emmrich P, Gempp W (1981) Bemerkungen zur Arbeit von M. Klett, R. Bohnert und D. Schönberg: „Schilddrüsenfunktion und neonatale Mortalität", Leserbrief. Monatsschr Kinderheilkd 129: 423
35. Uhrmann S, Marks KH, Maisels MJ et al. (1978) Thyroid function in the preterm infant: A longitudinal assessment. J Pediatr 92: 968–973
36. Uhrmann S, Marks KH, Maisels MJ, Kulin HE, Kaplan M, Utiger R (1981) Frequency of transient hypothyroxinemia in low birthweight infants. Arch Dis Child 56: 214–217
37. Zabransky S (1976) Hypothyreosescreening bei Neugeborenen durch radioimmunologische Thyreotropinbestimmung. Urban & Schwarzenberg, München Wien Baltimore
38. Zabransky S (1980) Hypothyreosescreening bei Neugeborenen. Laboratoriumsmed 4: 56–59

3 Endokrine Störungen bei Kindern mit sellanahen Hirntumoren und anderen zentralnervösen Erkrankungen

W. Andler

Abgesehen von angeborenen oder perinatal erworbenen Störungen können alle krankhaften Prozesse zu endokrinen Störungen führen, die sich im Bereich der Hypophyse oder suprahypophysär (Hypophysenstiel, Zwischenhirn) abspielen. Es handelt sich dabei v. a. um Tumoren, sehr viel seltener um entzündliche Veränderungen infektiöser (Meningitis, Enzephalitis) und nichtinfektiöser Natur (Histiocytosis X) und um traumatische Schädigungen [2].

3.1 Tumorart

Primäre hypophysäre Tumoren (Adenome) stellen im Kindesalter eine Rarität dar und betreffen eher Jugendliche. Eine größere Zusammenstellung über Adenome des Hypophysenvorderlappens im Kindes- und Jugendalter stammt von Gaini et al. [12].

Häufigkeit *Sellanahe (suprahypophysäre) Tumoren,* die zu hypothalamo-hypophysären Ausfällen führen können, nehmen unter den kindlichen intrakraniellen Tumoren einen relativ breiten Raum ein *(10–15%)*, wobei wiederum dem *Kraniopharyngeom* eine wichtige Rolle zukommt (*9%* aller intrakraniellen Tumoren im Kindesalter) [21, 28]. Im eigenen Krankengut von 33 sellanahen Tumoren ist das Kraniopharyngeom mit ca. 40% vertreten, gefolgt von Tumoren der Pinealisregion (meist ungeklärte Histiologie) und den gliomatösen Tumoren bzw. Astrozytomen (auch im Rahmen der Neurofibromatose von Recklinghausen).

3.2 Klinische Bedeutung endokrinologischer Defekte bei sellanahen Tumoren

Während in unserem eigenen Krankengut bei 35 Kindern mit sellafernen Hirntumoren keine faßbaren endokrinen Störungen bestanden, zeigten die klinischen Untersuchungen, daß endokrinologische Probleme bei mehr als der Hälfte der Kinder mit sellanahen Tumoren eine Rolle spielen [1]. Eine große praktische Bedeutung als *diagnostisches Leitsymptom* kommt ihnen indessen höchstens in 10% der Fälle zu. Denn obwohl **Störungen des Längenwachstums und der Pubertätsentwicklung häufig** zu beobachten sind, wird die Diagnose i. allg. erst aufgrund der besonders beim Kraniopharyngeom oft relativ spät auftretenden Hirndruckzeichen, neurologischen Ausfällen oder ophthalmologischen Störungen gestellt.

Differential-diagnose: Entwicklungs-verzögerung

Die Erklärung für die geringe Beachtung der Wachstumsverlangsamung als Symptom eines sellanahen Tumors liegt v. a. in ihrer schleichenden, sich über Jahre hinziehenden Manifestation. Zudem bietet die häufige sog. **konstitutionelle Entwicklungsverzögerung** (20–30$^0/_{00}$ aller Adoleszenten) völlig identische Abweichungen von der somatischen Entwicklung: Kleinwuchs, retardierte Skelettreifung und entsprechende Verzögerung des Pubertätsbeginns. Während jedoch bei der konstitutionellen Entwicklungsverzögerung (KEV) die Wachstumsgeschwindigkeit vom Kleinkindesalter an verzögert ist, fällt sie bei sellanahen Tumoren entsprechend dem Auftreten des Tumors erst im Verlauf des späteren Kindesalters ab.

3.2.1 Gestörtes Längenwachstum

Pathogenese verminderten Wachstums

Die *Ursache des gestörten Längenwachstums* bei suprasellären Tumoren ist nicht einheitlich. *Wachstumshormonmangel und sekundäre Hyperthyreose sind häufig kombiniert.* Im Einzelfall ist es schwierig zu entscheiden, ob dem Wachstumshormonmangel oder der sekundären Hyperthyreose die größere Bedeutung zukommt, falls beide Störungen nachweisbar sind. Zumindest nach der operativen Behandlung dürfte der gestörten Schilddrüsenfunktion die größere Bedeutung zukommen. Die Wachstumsgeschwindigkeit läßt sich trotz des biochemisch nachgewiesenen Wachstumshormonmangels oft durch Substitution von Thyroxin allein normalisieren. Insofern erscheint auch die klinische Diagnose einer Hypothyreose trotz des häufigen Fehlens anderer klinischer Zeichen der Schilddrüsenunterfunktion berechtigt. Die *spärliche klinische Symptomatik der sekundären Hyperthyreose* bei suprasellären Prozessen, v. a. im Vergleich zu Kindern mit primärer Hypothyreose, wird aus der relativ geringen Abweichung der entsprechenden Laborwerte vom Normbereich verständlich.

3.2.2 „Wachstumshormonunabhängiges" Längenwachstum

HGH-unab-
hängiges
Wachstum

Das Problem des „wachstumshormonunabhängigen" Längenwachstums ist trotz zahlreicher Untersuchungen nicht gelöst. Diskutiert wird die Rolle eines *Hyperinsulinismus* [18, 25] und einer *Begleithyperprolaktinämie* [29]. Jedoch sind weder Hyperinsulinismus noch Hyperprolaktinämie konstante Befunde bei diesen Patienten [29, 30]. Zudem fanden Gluckman u. Holdaway [13] zwar eine Suppression des erhöhten Prolaktinspiegels unter Bromergokryptin, aber keine Änderung der *normalen Somatomedinspiegel*. Auch in unserem Krankengut läßt sich kein fester Zusammenhang zwischen erhöhtem Prolaktinspiegel und „wachstumshormonunabhängigem" Längenwachstum nachweisen. Möglicherweise reichen unter bestimmten Bedingungen geringe Wachstumshormonmengen aus, um normale Somatomedinspiegel aufrecht zu erhalten. Die unter insulininduzierter Hypoglykämie und nach Propranolon-Glukagon-Stimulation erreichten Maximalspiegel an immunreaktivem Wachstumshormon unterscheiden sich bei wachstumshormondefizienten Patienten mit sellanahen Tumoren zwar statistisch nicht signifikant von denen von Kindern mit idiopathischem, angeborenem oder früh erworbenem (geburtstraumatischem) hypophysärem Minderwuchs. Der Unterschied liegt im Zeitpunkt des Auftretens des Hormondefekts. Es ist zu diskutieren, ob bei einem spät erworbenen Wachstumshormonmangel geringere Hormonspiegel zur Aufrechterhaltung eines normalen Längenwachstums notwendig sind als bei pränatalem oder perinatalem Auftreten des Hormonmangels. Für die Erklärungsmöglichkeit eines nur eben partiellen Wachstumshormonmangels könnte die Beobachtung sprechen, daß die Wachstumsgeschwindigkeit bei biochemisch nachgewiesenem isolierten Wachstumshormonmangel zunächst noch im Normbereich liegen kann und nach einer gewissen Latenzzeit unter die 3. Perzentile abfällt.

3.2.3 Dienzephales Kachexiesyndrom und sexuelle Frühreife

Im Gegensatz zum tumorbedingten Wachstumshormonmangel und zur sekundären Hypothyreose stellen das *dienzephale Kachexiesyndrom und die sexuelle Frühreife* einen dramatischen Einschnitt in die Entwicklung eines Kindes dar, so daß solche Störungen zum Leitsymptom der Grundkrankheit werden können.

Kachexie durch sellanahen Tumor

Das *dienzephale Kachexiesyndrom* ist mit seinem klinischen Bild so charakteristisch, daß schon ohne neuroradiologische Dokumentation die Diagnose eines suprasellären Tumors hochgradig wahrscheinlich ist [6]. Das wesentlichste Argument dafür, daß die von allen Autoren, die entsprechende Untersuchungen durchführten, nachgewiesene *exzessive Wachstumshormonproduktion* ursächlich mit der Kachexie zusammenhängt, ist die Tatsache, daß nach erfolgreicher Kausaltherapie Normalisierung von Wachstumshormonproduktion und somatischer Entwicklung Hand in Hand gehen [3]. Der Unterschied in der klinischen Symptomatik der gesteigerten Wachstumshormonproduktion, die das Kachexiesyndrom vom hypothalamischen Gigantismus und der Akromegalie des Erwachsenen unterscheiden, dürfte im Alter des Patienten begründet sein. Praktisch bei allen beobachteten Patienten lag das Manifestationsalter der dienzephalen Kachexie unter 2 Jahren.

Pubertas praecox durch Pinealistumor

Sexuelle Frühreife bzw. prämature Adrenarche sind bei Mädchen in etwa 10%, bei Knaben in 30–40% [15] auf eine zentralnervöse Veränderung zurückzuführen. In der Literatur erscheint der *Tumor der Pinealisregion* – allerdings fast nur bei Knaben – als häufige Ursache einer symptomatischen Pubertas praecox. David [10] fand bei 108 Jungen mit Pinealistumoren 37 mit vorzeitiger Pubertätsentwicklung. Dabei steht „Pinealistumor" für Tumor der Pinealisregion: Es handelt sich im einzelnen um 22 Teratome, 8 Pinealome und 7 verschiedene andere Geschwülste (Gliome, Sarkome, Metastasen). Das Auftreten einer Pubertas praecox ist somit eher eine Frage der Lokalisation und nicht der Geschwulstart, wenn auch HCG-produzierende Tumoren in dieser Region beschrieben sind [5].

Neben dem Tumor der Pinealisregion kommt Tumoren, die den *vorderen Hypothalamus* tangieren können, eine gewisse Rolle für die Auslösung einer sexuellen Frühreife zu. Von den 6 Patienten mit isosexueller Pubertas praecox im Rahmen eines sellanahen Tumors aus unserem Krankengut litten 3 an einem Optikusgliom mit Einbeziehung der Sehnervenkreuzung.

Das *Kraniopharyngeom* geht überraschend selten mit einer Pubertas praecox einher. In unserem Krankengut spielt es in dieser Hinsicht überhaupt keine Rolle. In größeren Übersichten wird die Häufigkeit der Pubertas praecox bei Kraniopharyngeomen mit 0% [21] bis 4,5% [4] angegeben.

Andere Ursachen einer symptomatischen Pubertas praecox

Die *symptomatische Pubertas praecox* ist nicht auf Hirntumoren als Grundkrankheit beschränkt, sondern sie tritt auch *im Rahmen des einfachen Hydrozephalus* auf [16]. Aber auch *Enzephalitiden, Meningitiden, Schädel-Hirn-Traumen, die tuberöse Sklerose von Bourneville* können eine sexuelle Frühreife auslösen, die u. U. *isoliertes Restsymptom* sein kann.

3.2.4 Hypogonadismus

So selten das *Kraniopharyngeom* zu vorzeitiger sexueller Entwicklung führt, so häufig führt dieser Tumor zum *Hypogonadismus*. Diese Diagnose ist jedoch vor dem Pubertätsalter klinisch nicht zu stellen. Im eigentlichen Pubertätsalter ist der tumorbedingte Hypogonadismus wiederum klinisch nicht von der benignen Pubertas tarda im Rahmen der KEV abzugrenzen: Das für den Pubertätsbeginn kritische Knochenalter wird wegen der begleitenden anderen (erworbenen) endokrinen Störungen (Wachstumshormonmangel, sekundäre Hypothyreose) verspätet erreicht, so daß auch dieses Symptom meist erst Bedeutung erlangt, wenn nichtendokrine Tumorsymptome hinzukommen. Die Situation ändert sich, wenn die Pubertätsentwicklung trotz des Überschreitens eines Knochenalters bei Mädchen von 13 und bei Knaben von 14 Jahren nicht in Gang kommt. Dann ist ein Hypogonadismus klinisch zu diagnostizieren.

Die Interpretation der basalen und GnRH-stimulierten Gonadotropinspiegel ist im Kindesalter allein wegen der starken (Knochen-) Altersabhängigkeit problematisch. Die Gonadotropinspiegel schwanken schon unter normalen Bedingungen in einem weiten Bereich [17].

Zu beachten ist der Umstand, daß in unserem Krankengut die *vorzeitige Pubertätsentwicklung stets isoliertes endokrines Symptom der Grundkrankheit* war, während der Hypogonadismus sowohl bei Kindern mit intrakraniellen Tumoren als auch bei der idiopathischen (unter Einschluß der geburtstraumatischen) Form der (primären oder sekundären) Hypophyseninsuffizienz stets von anderen endokrinen Ausfällen begleitet wird.

3.2.5 Sekundäre/tertiäre Nebennierenrindeninsuffizienz

NNR-Insuffizienz

Eine *Störung der Hypothalamus-Hypophysen-Nebennierenrinden-Achse* ist (zumindest präoperativ) relativ selten nachzuweisen und war in unserem Krankengut niemals vor der neuroradiologischen Diagnosestellung klinisch manifest. Dies entspricht durchaus den Erfahrungen anderer Untersuchungen [19]. Die Latenz bis zur Manifestation zum Zeitpunkt der biochemischen Dokumentation einer eingeschränkten Nebennierenrindenfunktion dauerte bei den von uns beobachteten Patienten bisher 4–36 Monate. Doch ist eben diese Komplikation neben den schweren Störungen der Osmoregulation die bedrohlichste endokrine Störung. Deshalb ist es wichtig, die latente *NNR-Insuffizienz frühzeitig zu erfassen*. Bemerkenswerterweise manifestiert sich die NNR-Insuffizienz bei Patienten mit früherworbenem bzw. angeborenem Panhypopituitarismus nicht.

3.2.6 Diabetes insipidus

Diabetes insipidus meist postoperativ

Dem *Diabetes insipidus* kommt als diagnostisches Leitsymptom bei sellanahen Tumoren kaum eine Bedeutung zu. Bei den wenigen Patienten, bei denen diese Störung präoperativ vorhanden ist, handelt es sich um weit fortgeschrittene Geschwulste. Übereinstimmend wird in der Literatur der Diabetes insipidus aber gerade als die Störung bezeichnet, die im Kontrast zu ihrer präoperativen Seltenheit postoperativ besonders häufig auftritt, wenn auch oft nur passager. Da man mit dieser leicht erkennbaren Komplikation in der postoperativen Phase rechnet, ist sie durch Substitution mit dem heute gebräuchlichen synthetischen DDAVP (Minirin) gut zu beherrschen und später, falls sich die Störung als permanent erweist, zu korrigieren.

3.2.7 Störungen des Wasser- und Elektrolythaushalts

Wasser- und Elektrolythaushalt

Hypothalamische Läsionen können jedoch auch zu *Störungen des Wasser- und Elektrolythaushalts führen, die durch eine gestörte ADH-Sekretion allein nicht zu erklären* sind. Die typische Manifestationsform ist die *Hypernatriämie,* während Polyurie und Polydipsie fehlen können. Da die Osmoregulation ein komplexer Vorgang ist, entstehen verschiedenartige klinische Bilder, die davon abhängen, welche Einzelmechanismen (ADH-Sekretion, Osmorezeptoren, Durstmechanismus) vorrangig geschädigt sind. Störungen des Durstmechanismus führen auch bei bewußtseinsklaren Patienten durch ungenügende Flüssigkeitsaufnahme, die sogar mit einem Ekel gegenüber oraler Flüssigkeitszufuhr verbunden sein kann, zur Exsikkose, wenn die Flüssigkeitsaufnahme nicht erzwungen wird. Durstverlust in Kombination mit einem kompletten oder auch nur partiellen ADH-Defekt führt zur *hypertonen Dehydration bzw. zur Hypernatriämie.*

Osmoregulation

Eine andere mögliche Ursache einer Hypernatriämie ist die Störung der spezifischen *Osmoregulation* bzw. Natriumregulation bei hypothalamischen Läsionen. Zahlreiche Tierexperimente an unterschiedlichen Spezies haben gezeigt, daß die entsprechenden Neuronen nicht zu einem einheitlichen Kern zusammengefaßt sind. Zwar findet man eine Verdichtung dieser Zellen im Nucleus paraventricularis und Nucleus supraopticus, ansonsten liegen sie diffus innerhalb des Hypothalamus *verstreut*. Die von diesen Neuronen ausgehenden efferenten Fasern steuern die ADH-Freisetzung.

Aufgrund der diffusen Verteilung dieser spezialisierten Neuronen können nur *diffuse bzw. sehr ausgedehnte Schädigungen des Hypothalamus* zum Ausfall des Osmoregulationssystems führen. Diese Bedingung ist für infiltrative entzündliche Veränderungen gegeben. Das entsprechende klinische Beispiel ist die *Histiocytosis X,* die in diesem Zusammenhang in der Literatur in der Tat beschrieben ist [24].

Als wesentlich häufigere Ursache sind jedoch supraselläre Tumoren beschrieben, *wobei es weniger auf die genaue Lokalisation als vielmehr auf ihre Ausdehnung ankommt.* Wie zu erwarten, zeigen diese Patienten zusätzlich alle heute mit endokrinologischer Technik nachweisbaren hypothalamischen Ausfälle (Wachstumshormonmangel, sekundäre Hypothyreose, Hyperprolaktinämie, Gonadotropinmangel, sekundäre NNR-Insuffizienz).

Die Prognose ist beim Auftreten derartiger Symptome aus 2 Gründen schlecht: Einmal sind sie *Indikator eines* sehr ausgedehnten Prozesses, der den ganzen Hypothalamus umfaßt. Zum anderen können die zwangsläufig damit verbundenen Schwankungen im Hydratationszustand zu Thrombosen (z. B. Sinusvenenthrombose) führen, und schließlich kann in einer Krise die *letale Grenze der Serumosmolarität* bzw. des Natriumspiegels überschritten werden.

Wenn bei einem Patienten mit ausgedehnter hypothalamischer Läsion und Diabetes insipidus Polyurie und Polydipsie nachlassen, wie wir es bei einem Patienten mit ausgedehntem Tumor der Pinealisregion beobachten konnten, muß dies nicht eine Besserung anzeigen, sondern *kann Ausdruck der weitergehenden Zerstörung sein.* Bestimmungen des Natriumspiegels werden die Situation klären.

3.3 Interpretation der Laborbefunde bei zentralnervösen endokrinologischen Störungen

Ist eine Differenzierung in primär hypothalamische Läsion und primär hypophysäre Läsion möglich?
Die praktische Bedeutung einer *Unterscheidungsmöglichkeit zwischen primär hypothalamischem und primär hypophysärem endokrinem Defekt* ist im Kindesalter deswegen nicht so groß, weil Tumoren der Hypophyse selbst (Adenome des Hypophysenvorderlappens) eine Rarität darstellen. Allenfalls können primär suprasellare Prozesse sekundär die Hypophyse mit einbeziehen (z. B. Kraniopharyngeome). Dies spielte bei unseren Patienten, soweit dies mit neuroradiologischer Methodik und v. a. durch den Operationsbefund z. T. auch Obduktionsbefund auszuschließen ist, keine wesentliche Rolle. Auch entzündliche Prozesse (Meningoenzephalitis) machen an der *anatomischen Schranke des Diaphragma sellae* halt. Doch ist die theoretische Bedeutung dieses Problems um so größer und bis in die letzten Jahre Gegenstand der Diskussion.

3.3.1 Endokrinologische Funktionstests

Ist endokrinologisch Lokalisation möglich? Für die Frage nach einer Unterscheidbarkeit zwischen primär hypophysärer und primär hypothalamischer Läsion durch *endokrinologische Funktionstests* sind Untersuchungen an Patienten mit Tumoren bekannter Lokalisation am besten geeignet. Man muß sich jedoch darüber im klaren sein, daß es sich streng genommen *nur um eine Unterscheidung zwischen der Adenohypophyse und dem suprasellären System* (mit Einschluß von Hypophysenstiel und seinem Pfortadersystem) als primärem Läsionsort handeln kann. Theoretisch gesehen ist von einer Stimulationsuntersuchung, die von der Konzeption her via Hypothalamus wirkt (z. B. insulininduzierte Hypoglykämie) oder mit Hilfe eines synthetischen „Releasing-Hormons" durchgeführt wird (z. B. TRH-Test), prinzipiell dasselbe Ergebnis zu erwarten, wenn der Hypothalamus als endokrines Organ ausfällt oder die Verbindung zwischen Hypothalamus und Adenohypophyse an irgendeiner Stelle unterbrochen ist. Insofern heißt die Unterscheidung genaugenommen nicht hypophysär-hypothalamisch sondern *hypophysär-suprahypophysär* (Produktionsort und Transportweg). Es ist verständlich, daß ein primärer Hypophysentumor ein *„hypothalamisches" Muster* der Stimulationsuntersuchungen hervorrufen kann, sobald er das eigentliche Sellalager überschreitet, wie auch umgekehrt ein suprasellärer Tumor, der in das Sellalager einbricht, keine eindeutigen Untersuchungsergebnisse im Sinne einer primär hypothalamischen Schädigung zeigen muß.

TRH-Test und Muster des TSH-Anstiegs

TRH-Test und TSH-Response standen in den letzten Jahren im Vordergrund der Überlegungen über die Lokalisationsmöglichkeiten der Schädigung innerhalb des hypothalamo-hypophysären Systems [11, 19, 22]. Die meisten Autoren gehen von der Überlegung aus, daß ein ausreichender TSH-Anstieg bei Vorliegen einer Hypothyreose eine primär hypophysäre Störung ausschließt und eine hypothalamische Läsion nahelegt. Andererseits wird ein negativer TRH-Test bei primären Hypophysentumoren gelegentlich vermißt, woraus man schließen kann, daß bei Patienten mit Hypophysentumoren das TRH-Transportsystem störanfälliger ist als die TSH-produzierenden Zellen der Adenohypophyse [23]. Es ist aber nicht der positive TRH-Test allein, der bei Vorliegen einer Hypothyreose die Annahme einer primär suprasellären Störung nahelegt, sondern auch das *Muster des TSH-Anstiegs*. Bisher wurden 3 verschiedene Arten des TSH-Verhaltens (zumindest in der pädiatrischen Endokrinologie) gefunden: Am häufigsten handelt es sich um einen ausreichenden, aber zeitlich verzögerten Anstieg, seltener wird ein prolongierter und überschießender Anstieg gefunden. Patienten mit basal erhöhtem TSH-Spiegel und überschießendem Anstieg wurden bisher ebenfalls beschrieben [14].

Prolaktin **Prolaktin basal und nach TRH.** Ausgehend von der Annahme, daß die *Prolaktinproduktion* im Hypophysenvorderlappen *unter der Kontrolle des „prolactin inhibiting factors"* (PIF) steht, wäre zu erwarten, daß einer suprasellären Läsion mit durch TRH gut stimulierbarem erhöhten Prolaktinbasalspiegel und umgekehrt eine rein hypophysäre Schädigung mit verminderten, nicht stimulierbaren Prolaktinwerten einhergeht. In der Tat sprechen zahlreiche klinische Beobachtungen dafür, daß suprasellaäre Läsionen zu einer *Begleithyperprolaktinämie* führen [13]. Die Prolaktinspiegel liegen allerdings bei weitem nicht so hoch wie bei Patienten mit einem prolaktinproduzierenden Hypophysenadenom (Prolaktinom). Die Untersuchungen von Turkington u. Underwood [29] zeigen, daß nicht nur die hypothalamische Schädigung selbst, sondern die Unterbrechung des Transportwegs (Durchtrennung des Hypophysenstiels) dieselben Folgen haben.

Umgekehrt zeigen die Untersuchungen von Schwinn et al. [27], daß die basalen Prolaktinspiegel selbst bei hypophysektomierten Patienten normal und mit TRH stimulierbar sein können, so daß diese Untersuchung also für die Fragestellung einer hypophysären Läsion wegen ihrer hohen Sensibilität nur von eingeschränktem Nutzen ist. Kompliziert wird die Bedeutung des Prolaktinspiegels noch dadurch, daß er auch bei nicht primär hypothalamo-hypophysären Defekten erhöht sein kann.

In unserem eigenen Krankengut bestand eine Hyperprolaktinämie bei 6 Patienten mit sellanahen Tumoren. Je 3 dieser Patienten waren eu- bzw. hypothyreot. Man kann somit davon ausgehen, daß der *Prolaktinspiegel bei suprasellären Tumoren relativ selten erhöht* ist, aber als ergänzende Untersuchung zur TSH-Bestimmung im TRH-Test anzusehen ist, wenn sich die Frage nach einer suprasellären Läsion stellt.

Kortisol nach **Insulininduzierte Hypoglykämie und Lysin-Vasopressin-Test.**
Insulin- Geht man davon aus, daß die *insulininduzierte Hypoglykämie*
sowie Lysin- ihre stimulierende Wirkung auf die NNR-Funktion via
Vasopressin- Hypothalamus (CRH-Freisetzung) und konsekutive ACTH-
belastung Freisetzung entfaltet, würde man erwarten, daß das Ergebnis des Tests bei hypothalamischer und hypophysärer Läsion gleicherweise negativ ausfällt. Wenn die Stimulation mit

Lysin-Vasopressin (LVP) auf den Hypophysenvorderlappen eine CRH-artige (oder -identische) Wirkung ausübt [20, 31], müßte die *Diskrepanz zwischen positivem LVP-Test und negativem Insulintest* als hochgradig *charakteristisch für die primär supraselläre Läsion* angesehen werden.

Von den von uns untersuchten 33 Patienten mit sellanahen Tumoren zeigten 8 bei niedrigen bzw. erniedrigten Kortisolbasalspiegeln einen ungenügenden Kortisolanstieg unter insulininduzierter Hypoglykämie. Die Stimulation mit LVP jedoch führte bei allen Patienten zu einem eindeutigen Anstieg des Kortisols. Dieselbe Diskrepanz ergab sich allerdings auch bei einem Patienten mit rein intrasellärem Tumorwachstum. Diese Ergebnisse zeigen, daß ein ungenügender Kortisolanstieg im Insulintest einerseits und ein eindeutiger Anstieg im LVP-Test andererseits für eine supraselläre Läsion typisch sind, daß jedoch auch ein rein intrasellär wachsender Tumor diese Konstellation aufweisen kann. Verzichtet man auf die Erklärungsmöglichkeit von versprengtem HVL-Gewebe, könnte man annehmen, daß LVP ein derart starker Stimulus für ACTH-produzierende Zellen darstellt, daß geringe Gewebsreste ausreichen, um zu diesem Stimulationsergebnis zu kommen, d. h. daß der LVP-Test bei nicht totaler HVL-Insuffizienz wegen seiner im Vergleich im Insulintest höheren Empfindlichkeit für eine sichere Differenzierung hypothalamischer und hypophysärer Läsion unzuverlässig ist.

3.3.2 *Zusammenfassung*

Zusammenfassend zeigen die Untersuchungen, daß ein *prolongierter oder überschießender TSH-Anstieg nach TRH bei Vorliegen einer Hypothyreose für eine suprahypophysäre Schädigung charakteristisch* ist. Im Prinzip dieselbe, aber weniger fundierte Aussagekraft haben eine *Begleithyperprolaktinämie* und die *Diskrepanz zwischen fehlendem Kortisolanstieg unter insulininduzierter Hypoglykämie einerseits und ausreichendem Anstieg nach Stimulation mit Lysin-Vasopressin* bei Vorliegen einer latenten oder manifesten Nebennierenrindeninsuffizienz andererseits.

3.4 Einfluß kausaltherapeutischer Maßnahmen auf die endokrine Funktion bei Patienten mit sellanahen Tumoren

Endokrinologische Ausfälle präoperativ vorhanden

Zahlreiche Autoren gehen davon aus, daß der größte Teil der endokrinen Ausfälle erst postoperativ vorhanden sei. Da jedoch meist vergleichende präoperative Untersuchungen fehlen, können diese Befunde nicht als verbindlich gelten. In unserem eigenen Krankengut zeigt der Vergleich prä- und postoperativer Ergebnisse, daß bis auf die Seltenheit eines neurohumoralen Diabetes insipidus prinzipiell jede Partialfunktion schon vor der Operation gestört sein kann [1]. *Wachstumshormonmangel, sekundäre Hypothyreose, latente sekundäre Nebennierenrindeninsuffizienz und Gonadotropinmangel sind meist schon vor der Therapie vorhanden.* Eine Besserung einer Partialfunktion durch kausaltherapeutische Maßnahmen wurde in unserem Krankengut bei keinem Patienten beobachtet. Dies entspricht auch den Befunden von Thomsett et al. [28].

Ausfälle nach Bestrahlung des Tumors

Im Gegensatz zur operativen Behandlung treten die behandlungsbedingten endokrinen Ausfälle, abgesehen von zwar biochemisch mit sorgfältigen Methoden erfaßbaren aber subklinischen Frühveränderungen [9] i. allg. **erst nach mehrjähriger Latenz** in Erscheinung [7]. Zwar fehlen bei den meisten Untersuchungen Befunde vor der Bestrahlungsbehandlung, jedoch steht fest, daß die radiologische Behandlung zu solchen Nebenwirkungen führt, da sie nicht nur bei der Behandlung sellaferner Tumoren, sondern auch extrakranieller Geschwülste auftreten können, z. B. bei der Behandlung von Rhabdomyosarkomen im Parapharyngealbereich [26]. Eine strenge Korrelation zwischen Strahlendosis (im Bereich von Tumordosen) und Häufigkeit endokriner Störungen ist nicht nachweisbar, so daß entsprechende prognostische Aussagen für den Einzelfall nicht möglich sind. Die endokrinen Störungen scheinen zwar **überwiegend hypothalamischer Natur** zu sein, doch ist die Adenohypophyse keineswegs unempfindlich gegenüber der radiologischen Behandlung [26].

In unserem eigenen Krankengut konnte die Bestrahlungsbehandlung bei Kindern mit Hirntumoren in keinem Fall für eine endokrine Störung verantwortlich gemacht werden. Dort, wo unter oder nach Bestrahlung weitere Funktionsausfälle zu beobachten waren, war ein Fortschreiten des Tumorwachstums unter oder nach erfolgloser radiologischer Behandlung dafür verantwortlich. Die Nachuntersuchungen der von uns untersuchten

Patienten wurden jedoch überwiegend in den ersten 3 Jahren nach der Behandlung durchgeführt. In dieser Zeitspanne ist kaum mit bestrahlungsbedingten zusätzlichen hormonellen Defekten zu rechnen.

Progression oder Tumorrezidiv
Schließlich stellt sich die Frage, ob neu auftretende endokrinologische Störungen unter oder nach Behandlung eines sellanahen Tumors ein Fortschreiten oder Rezidiv des Tumorwachstums anzeigen. Nach radiologischer Therapie sprechen neuauftretende Ausfälle immer dann für ein Weiterwachsen des Tumors, wenn sie noch unter bzw. in den ersten Monaten nach der Therapie auftreten, während später hinzukommende endokrine Ausfälle ebensogut reine Bestrahlungsfolgen sein können. Nach operativer bzw. rein palliativer (ventrikulokardialer Shunt) Therapie zeigen erstmalig nachweisbare endokrine Störungen mit großer Wahrscheinlichkeit ein Rezidiv bzw. Fortschreiten des Tumorwachstums an, gleichgültig wie lange der neurochirurgische Eingriff zurückliegt. Diese Feststellung gilt indessen nicht für eine etwaige Intensivierung einer schon kurz nach der Operation nachweisbaren Störung. Sekundäre adrenale Insuffizienz, sekundäre Hypothyreose oder Wachstumshormonmangel können Monate bis mehrere Jahre nach ihrer erstmaligen biochemischen Dokumentation manifest werden, was vermutlich weniger mit einer zunehmenden glandotropen Insuffizienz als mit dem Fortschreiten der Atrophie des Zielorgans zusammenhängt. In unserem eigenen Krankengut wurde eine sekundäre NNR-Insuffizienz bei 4 Kindern mit Kraniopharyngeom 4–36 Monate nach dem neurochirurgischen Eingriff manifest, bei 2 Patienten verstärkte sich die Hypothyreose in den ersten Jahren, ohne daß ein Rezidiv nachweisbar war. Diese Beobachtungen unterstreichen *die Bedeutung der ausführlichen endokrinologischen Durchuntersuchung von Patienten im Anschluß an die kausale Therapie.* Eine Deutung von endokrinen Störungen, die sich erst nach einer Latenz klinisch manifestieren, ist im Hinblick auf die Möglichkeit eines Rezidivs nicht möglich.

3.5 Experimentelle Untersuchungen zur suprasellären Raumforderung

Bei Hunden wurde ein Fogarty-Katheterballon unter das Chiasma opticum eingelegt und mit Angiographin gefüllt. Das Katheterende wurde verschlossen und subkutan über dem Temporalmuskel belassen, so daß die Raumforderung in einer 2. Sitzung 4 Wochen später ohne lokale Traumatisierung durch einen einfachen Hautschnitt behoben werden konnte. Durch diese

Versuchsanordnung (ausführliche Beschreibung [1]) müßte es möglich sein, eine Behebung der suprasellären Raumforderung auf schonendste Weise zu erreichen, wenn sich auch eine gewisse (relativ rasche) lokale Druckänderung (Druckentlastung) im Bereich der suprasellären Strukturen nicht völlig vermeiden läßt. Im Prinzip ist diese Art der Tumorentfernung eher mit einer erfolgreichen Bestrahlungsbehandlung als mit einer operativen Behandlung der „Grundkrankheit" zu vergleichen.

Die Versuchstiere entwickelten nach Implantation des Katheterballons eine chronische Hypothyreose, eine sekundäre adrenale Insuffizienz und eine Störung des Glukosestoffwechsels mit fehlendem spontanem Wiederanstieg des Blutzuckers nach insulininduzierter Hypoglykämie.

Zu einer Behebung der experimentell hervorgerufenen endokrinen Störungen kam es nach Behebung der suprasellären Raumforderung nicht. Auch bei den Tieren, die mehr als 3 Monate über die Behebung der suprasellären Raumforderung hinaus beobachtet wurden, trat keine Besserung der vorbeschriebenen endokrinologischen Störung ein. Im Gegenteil: Bei einem Teil der Versuchstiere fielen T_3- und T_4-Spiegel weiter ab; die basalen Blutzuckerspiegel waren niedriger als vor Behebung der Raumforderung, auch die Serumkortisolspiegel zeigten eher eine Tendenz zum weiteren Abfall als zur Besserung.

Diese Ergebnisse zeigen, daß *trotz schonendster Durchführung des „neurochirurgischen Eingriffs" keine Erholung chronischer endokrinologischer Störungen* möglich ist. Ursache der endokrinen Funktionsstörungen ist ein entweder durch lokale Druckatrophie und Ischämie bedinger irreversibler Verlust releasinghormonproduzierender Zellen, die als Neuronen nicht wieder ersetzt werden, oder eine irreversible Unterbrechung des Transportwegs durch Schädigung des Pfortadersystems. Demgegenüber handelt es sich bei primär hypophysärer Läsion um eine Schädigung von spezialisiertem ektodermalem Gewebe, bei dem eine anatomische und funktionelle Regeneration eher möglich erscheint.

Prognose der endokrinen Folgen sellanaher Tumoren

Aufgrund der klinischen und experimentellen Beobachtungen scheint – bei aller Zurückhaltung, was die Übertragung von tierexperimentellen Ergebnissen auf die Humanmedizin betrifft – folgender Schluß möglich: *Chronische tumorbedingte hypothalamische Störungen sind unabhängig von der Art der Behandlung als definitiv irreversibel anzusehen.* Die eigentliche Hypothalamusfunktion kann bei der Entscheidung zur Operation nicht zur Diskussion stehen: Vorhandene Störungen sind irreversibel; andererseits besteht das Risiko eines Ausfalls weiterer Partialfunktionen.

Literatur

1. Andler W (1981) Suprasellläre Tumoren im Kindesalter. Fortschr Med 99: 157–160
2. Andler W, Roosen K (1980) Ätiologie des erworbenen Wachstumshormonmangels im Kindesalter. Klin Paediatr 192: 313–318
3. Andler W, Sirang H, Stolecke H (1978) Endocrine dysfunction in the syndrome of emaciation in infancy. Helv Paediatr Acta 33: 393–400
4. Banna M, Hoare RD, Stanley P, Till K (1973) Craniopharyngioma in children. J Pediatr 83: 781–785
5. Bode HH, Bercu FB, Beitins JZ (1976) Intracranial chorionic gonadotropin secreting tumor in a prepubertal girl. Pediatr Res 10: 336–339
6. Burr JM, Slorim AE, Danish RH, Gadoth N, Butler IJ (1976) Diencephalic syndrome revisited. J Pediatr 88: 439–443
7. Burrows AW, Hockaday ID (1977) Radiation and growth hormone deficiency. Br Med J II: 893–894
8. Costin G, Kogut MD, Phillips LS, Daughaday WH (1976) Craniopharyngioma: The role of insulin in promoting postoperative growth. J Clin Endocrinol Metab 42: 370–379
9. Dacou-Vautetakis C, St. Haidop L, Zannos-Mariolla C (1975) Radiation and pituitary function in children. Lancet II: 1206–1207
10. David R, Rawlinson J, Ferginson KM (1975) Sexual precocity associated with a hypothalamic tumor. Effects of sex hormone therapy. Arch Dis Child 50: 157–160
11. Faglia G, Beck-Pecozz P, Ferrari C, Anbrosi B, Spada A, Travaglin P, Paracchi S (1973) Plasma thyrotropin response to thyrotropin releasing hormone in patients with pituitary and hypothalamic disorders. J Clin Endocrinol Metab 37: 595–601
12. Gaini SM, Giovanelli M, Forni C, Villani R, Scuccimarra A, Casteri A, Iraci G (1977) Pituitary adenomas in infancy and childhood. Mod Probl Paediatr 18: 220–225
13. Gluckman PD, Holdaway IU (1976) Prolactin and somatomedin studies in the syndrome of growth hormone independent growth. Clin Endocrinol (Oxf) 5: 545–549
14. Illig R, Krawczynska H, Torresani T, Prader A (1975) Elevated plasma TSH and hypothyroidism in children with hypothalamic hypopituitarism. J Clin Endocrinol Metab 41: 722–728
15. Jenkins JS, Gilbert CJ, Ang V (1976) Hypothalamic-pituitary function in patients with craniopharyngiomas. J Clin Endocrinol Metab 43: 394–401
16. Jeune M (1972) Etude des pubertés précous d'origine centrale. Pediatrie 27: 585–645
17. Job JC, Chaussin JL, Garnier PE (1977) The use of luteinizing hormone releasing hormone in pediatric patients. Horm Res 8: 171–187
18. Kenny EM, Iturzelta NF, Mintz D, Drash A, Garies LJ, Susen A, Ascary HA (1968) Iatrogenic hypopituitarism in craniopharyngioma; unexplained catch-up growth in three children. J Pediatr 72: 766–775
19. Korsgaard O, Lindholm J, Rasmussen P (1976) Endocrine function in patients with suprasellar and hypothalamic tumors. Acta Endocrinol (Copenh) 83: 1–8
20. Landon J, James VHT, Stoker DJ (1965) Plasma cortisol response to lysine-vasopressin. Lancet II: 1156–1159

21. Matson DD, Crigler JF (1969) Management of craniopharyngiomas in childhood. J Neurosurg 30: 377–390
22. Nose O, Iida Y, Kai H, Harada T, Okada S, Yabernicki H, Migou K (1978) Hypothalamic – pituitary functions in patients with idiopathic pituitary dwarfism. Eur J Pediatr 129: 1–9
23. Reinwein D (1976) Introductory survey on the regulatory system. In: Klein E, Reinwein D (eds) Regulations of thyroid function. Schattauer, Stuttgart New York, pp 3–14
24. Rubertis FR De, Michaelis MF, Dawies BB (1974) Essential hypernatriemia. Arch Intern Med 134: 889–895
25. Saenger P, Levine LS, Wiedemann E, Schwartz E, New MJ (1974) Growth with absent growth hormone by radioimmunoassay. J Pediatr 85: 137–147
26. Samaan NA, Bakdash MM, Caderao JB, Cangir A, Jesse RH, Ballantyne AJ (1975) Hypopituitarism after externd irradiation. Evidence of both hypothalamic and pituitary origin. Ann Intern Med 83: 771–777
27. Schwinn G, von zur Mühlen A, Koebberling J (1975) Plasma prolactin levels after TRH and chlorpromazine in normal subjects and patients with impaired pituitary function. Acta Endocrinol (Copenh) 79: 663–676
28. Thomsett MJ, Conte FA, Kaplan SL, Grumbach MM (1980) Endocrine and neurologic autcome in childhood craniopharyngioma: Review of effect of treatment in 42 patients. J Pediatr 97: 728–735
29. Turkington RW, Underwood LE (1971) Elevated serum prolactin levels after pituitary stalk section in man. N Engl J Med 285: 707–711
30. Weldon VV, Jacobs LS, Pagliara AS, Daughaday WH (1972) Prolactin hypersecretion: a case of somatomedin generation and normal growth (Abstract). 4th Int. Congr. Endocrinology, June 1972
31. Zurbrügg RP, Joss EE (1970) Diagnostic procedures in hypopituitary dwarfism. II. Evaluation of ACTH deficiency. Helv Paediatr Acta 25: 382–389

4 Endokrinologische Aspekte bei onkologischen Erkrankungen im Kindes- und Jugendalter

W. Havers

4.1 Einleitung

Endokrinologische Frühdiagnose von Tumoren

Viele Tumoren des Kindesalters sind embryonalen Ursprungs. Die unreifen blastomatösen Tumorzellen können Eigenschaften beibehalten oder reaktivieren, die zur Produktion von Hormonen oder hormonähnlichen Substanzen befähigen. Eine Vielzahl von endokrinen Aktivitäten und Syndromen sind bei malignen Tumoren des Kindesalters in den letzten Jahren entdeckt worden. Fortschritte und Vereinfachung der Untersuchungsmethoden haben dazu geführt, daß derartige Fragestellungen in vielen Laboratorien untersucht werden können. Hormonproduzierende Tumoren können heute durch ihre endokrine Aktivität entdeckt werden, bevor der Tumor mit anderen diagnostischen Verfahren sichtbar gemacht werden kann.

Onkologische Therapie und endokrine Organe

Die Fortschritte in der Tumorbehandlung im Kindes- und Jugendalter sind durch Intensivierung der Chemotherapie und der Strahlentherapie möglich geworden. Beide Therapieverfahren werden häufig kombiniert, um Maximaldosen zu vermeiden und Nebenwirkungen gering zu halten. Dennoch ist mit erheblichen Nebenwirkungen auch auf endokrine Organe zu rechnen. Hier sind in den nächsten Jahren weitere Erkenntnisse zu erwarten, da viele Nebenwirkungen erst nach Jahren sichtbar werden und die Zahl der Langzeitüberlebenden ansteigt.

4.2 Neuroblastom

Das Neuroblastom ist der häufigste Tumor des frühen Kindesalters. Seine Prognose korreliert eng mit dem Ausbreitungsstadium der Tumorkrankheit bei Diagnosestellung bzw. Therapiebeginn. Das Neuroblastom kann mit einer Reihe ungewöhnlicher Begleiterscheinungen einhergehen, deren

Ursachen bis heute weitgehend ungeklärt sind: Bei jungen Säuglingen, die aus unterschiedlichen nichtonkologischen Gründen gestorben waren, wurde 40- bis 50mal häufiger ein Neuroblastom in situ gefunden als nach der Morbidität des Tumors zu erwarten war. Das Neuroblastom kann zu einer benignen Geschwulst ausreifen. Spontane Regressionen sind möglich. Bei Lokalbehandlung eines Primärtumors können sich Metastasen ohne gezielte weitere Therapie zurückbilden.

Erhöhte Katecholamine

Die Mehrzahl der Neuroblastome sezerniert **Katecholamine und/oder deren Metaboliten,** die im Urin oder Serum des Patienten vermehrt gefunden werden. Exakte Serumuntersuchungen sind erst in den letzten Jahren möglich geworden. Sie könnten in Zukunft aussagefähiger als die Urinbestimmungen werden, da Sammelfehler vermieden werden und der Metabolismus der biogenen Amine besser widergespiegelt wird [17]. Die endokrine Aktivität des Tumors ermöglicht seine Diagnose oft vor einer histologischen Untersuchung. Metastasen oder Rezidive können entdeckt werden, bevor sie mit radiologischen oder anderen Untersuchungsverfahren nachgewiesen werden können.

Die Angaben zur Häufigkeit der Katecholaminkretion bei Patienten mit Neuroblastom sind nicht einheitlich. Man kann jedoch davon ausgehen, daß mehr als 90% der erkrankten Kinder erhöhte Werte für ein oder mehrere Katecholamine bzw. Katecholaminmetaboliten im Urin aufweisen [8, 19, 21]. In einem größeren Kollektiv gut untersuchter Patienten hatten nur **3 von 80 keine gesteigerte Vanillinmandelsäure- oder Homovanillimandelsäureausscheidung** [36]. Eine Reihe von Untersuchern hat versucht, die Höhe der Ausscheidung oder das Ausscheidungsmuster mit der Prognose der Patienten zu korrelieren. Vermutet wurde, daß biochemisch unreife Neuroblastome mit Ausscheidung von Dopa-Metaboliten wie 3-Methoxytyrosin bei disseminierten Tumoren eine schlechtere Prognose haben. Bei disseminierter Erkrankung kann aus dem Verhältnis zwischen der Ausscheidung von Vanillinmandelsäure zu Homovanillinmandelsäure auf die Prognose rückgeschlossen werden [36, 45]. Patienten mit disseminierter Erkrankung hatten eine günstigere Prognose, wenn sie mehr Vanillinmandelsäure (Abbauprodukt des Adrenalin und Noradrenalin) als Homovanillinmandelsäure (Abbauprodukt des Dopamin) ausschieden [21].

Prognose und Ausscheidungsmuster

Bei primär lokalisierten Tumoren normalisieren sich die erhöhten Exkretionswerte nach einer radikalen Lokalbehandlung. Es erscheint einleuchtend, daß Patienten eine bessere Prognose haben, wenn sich das pathologische Exkretionsmuster nach der Behandlung schlagartig normalisiert, als wenn die erhöhten Werte verzögert abfallen [19, 36]. *Endokrine Restaktivität* erweist sich hier als empfindlicher *Parameter für vitales Tumorgewebe.*

Erhöhte VIP-Produktion

Seit langer Zeit sind Patienten mit Neuroblastom bekannt, die an einer therapierefraktären Diarrhö leiden. Zumeist bestand zur gleichen Zeit eine erhöhte Katecholaminexkretion. Die Katecholaminproduktion des Tumors wurde für die Diarrhö verantwortlich gemacht, obwohl der genaue pathophysiologische Mechanismus nicht bekannt war. In den letzten Jahren konnte gezeigt werden, daß Ganglioneurome und Ganglioneuroblastome in selten Fällen ein *vasoaktives intestinales Peptid* (VIP) produzieren können [11, 30, 39]. Die ektope Sekretion dieses ursprünglich intestinalen Hormons kann Vasodilatation, Stimulation der intestinalen Sekretion, Motilitätssteigerung des Dünndarms, Hemmung der Magensaftsekretion, Hyperglykämie und Hyperkalzämie verursachen.

4.3 Nephroblastom

Ein sichtbarer oder tastbarer abdomineller Tumor, der zufällig oder bei einer Routineuntersuchung diagnostiziert wird, ist der typische Befund für das Nephroblastom (Wilms-Tumor). Seltener führen Schmerzen und Fieber unklarer Genese zur Untersuchung und damit zur Diagnose des Tumors. Neben Hämaturie, Erbrechen und Gewichtsabnahme zählt die Hypertonie zu den selteneren Begleitsymptomen.

Reninspiegel

Erhöhte Plasmareninspiegel wurden bei Kindern mit Nephroblastom mit und ohne Hypertonie gefunden [44]. Die Tumornephrektomie führt bei allen Patienten zur Normalisierung der Blutdruckwerte. Ursache für die Hypertonie kann eine Kompression der Nierenarterie durch die Tumormasse mit Entwicklung eines Goldblatt-Mechanismus oder ein endokrin aktiver Tumor sein. In der Tat konnte ein deutlich erhöhter Reninspiegel in Tumorextrakten von Patienten mit Nephroblastom und Hypertonie nachgewiesen werden [6, 23]. Dieses deutet darauf hin, daß Zellformationen des Nephroblastoms fähig sind, größere Mengen von Renin zu produzieren, die im tumortragenden Organismus endokrin wirksam werden können.

Es soll an dieser Stelle auf einen seltenen gutartigen *Tumor der juxtaglomerulären Zellen* hingewiesen werden, der bei Jugendlichen und jungen Erwachsenen gefunden wurde [2, 32]. Dieser produziert exzessive Mengen von Renin und manifestiert sich durch eine maligne Hypertonie und einen sekundären Aldosteronismus mit Hypokaliämie.

Erythropoetin Als weitere endokrine Aktivität des Nephroblastoms muß die Produktion von Erythropoetin genannt werden. Kinder mit Nephroblastom haben häufig einen erhöhten Serumerythropoetinspiegel [24]. Wir selbst beobachteten 2 Kinder mit einer *Polyzythämie* und Nephroblastom, eine Kombination, die bereits 1966 beschrieben wurde [40]. Obwohl die Polyzythämie beim Nephroblastom sehr selten ist, sind mit Hilfe des Bioassay *erhöhte Erythropoetinspiegel häufiger* gefunden worden [25]. Bei Patienten mit lokalisiertem Tumor fallen die Erythropoetinwerte nach der Tumornephrektomie auf Normalwerte ab. Rezidive oder Metastasen können die ektope Erythropoetinproduktion wieder aufnehmen. Da die erhöhten Hormonspiegel nicht immer mit einer Polyzythämie einhergehen, muß angenommen werden, daß das ektop produzierte Hormon eine abweichende Struktur und biologische Wertigkeit besitzt als das normale Erythropoetin.

4.4 Hepatoblastom

Bei den bösartigen Lebertumoren des Kindesalters sind vielfältige endokrine Aktivitäten beschrieben worden. Neben dem häufig erhöhten α_1-Fetoprotein sind sie in der Verlaufsbeobachtung wertvoll. Einige Tumoren der Leber können wie das Nephroblastom *Erythropoetin* produzieren [9]. Das Hormon konnte vermehrt im Serum der Patienten und im Tumorgewebe nachgewiesen werden.

Die Ausschüttung von ektopen *Choriongonadotropin* bei Hepatoblastom kann zur Reifung der Hoden mit vorzeitiger Pubertätsentwicklung führen [1]. Bei mehr als einem Viertel aller Kinder mit bösartigen Lebertumoren wird eine Osteoporose beschrieben. *Parathormonähnliche Polypeptide* konnten im Serum nachgewiesen werden [16]. Auch ein erhöhtes *Serumkalzitonin* wurde bei einem Patienten gefunden [26].

4.5 Tumoren des Hodens

Hodentumoren sind im Kindes- und Jugendalter selten. Ohne endokrine Aktivität sind die Tumoren der Keimzellen oder paratestikuläre Tumoren, die klinisch nicht voneinander zu unterscheiden sind. Die endokrin aktiven *Tumoren der Leydig Zellen* machen nicht einmal 10% aller kindlichen Hodentumoren aus [7].
Typische Symptome, die für das Vorliegen eines Leydig-Zelltumors sprechen, sind unilaterale Hodenschwellung und vorzeitige (Pseudo-) Pubertätsentwicklung. Gynäkomastie als Folge der endokrinen Aktivität ist selten [12, 27]. Im Gegensatz zu den germinalen Tumoren ist die Prognose nach Exstirpation des Tumors durch Orchiektomie günstig.
Differentialdiagnostisch muß bei Virilisierung und Hodenvergrößerung auch an das Vorliegen eines ektopen adrenalen Gewebes bei kongenitaler adrenaler Hyperplasie gedacht werden. Die Steroidkonzentration im Serum und das Exkretionsmuster sind bei Leydig-Zelltumoren unterschiedlich und können in Einzelfällen schlecht von dem bei kongenitaler adrenaler Hyperplasie zu trennen sein [42]. Um eine unnötige Orchiektomie zu vermeiden, empfiehlt sich ggf. die *probatorische Gabe von Kortikosteroiden,* die bei kongenitaler NNR-Hyperplasie zu einer Normalisierung der pathologischen Steroidproduktion führt. Meist reicht der *Dexamethasontest* zur differentialdiagnostischen Klärung aus.

4.6 Tumoren des Ovars

Bösartige Tumoren des Ovars mit endokriner Aktivität sind im Kindesalter sehr selten. Häufiger sind Tumoren, die sich von unreifen Keimzellen ableiten und die die vielfältigen Differenzierungsmöglichkeiten dieser Zellen widerspiegeln. Die *Chorionkarzinome* sind extrem seltene, aber äußerst maligne Vertreter dieser Tumorgruppe. Der Primärtumor und die Metastasen sind in der Lage, große Mengen von *Choriongonadotropin* zu produzieren. Seltener wird eine Überproduktion dieses Hormons auch bei Teratomen gefunden.
Biologisch wirksame Mengen von *Östrogenen* können aus *Granulosa- oder Thekazelltumoren* stammen. Sie haben eine gute Prognose und neigen selten zu Rezidiven oder Metasta-

sen. Das *Arrhenoblastom* kann *Androgene* synthetisieren, so daß bei Mädchen vor der Pubertät durch diesen Tumor eine Virilisierung hervorgerufen werden kann [38]. Jedoch werden auch endokrin inaktive, undifferenzierte Arrhenoblastome gefunden.

Ausschließlich bei Patienten mit gonadaler Dysplasie kommen *Gonadoblastome* vor, die *Androgene* oder *Östrogene* produzieren können. Der Tumor tritt einseitig oder doppelseitig auf und enthält neben den hormonproduzierenden Elementen auch unreife Keimzellen.

4.7 Phäochromozytom und multiple endokrine Adenomatosesyndrome

Nur 5% aller Phäochromozytome kommen im Kindesalter vor. Sie entstehen gewöhnlich aus den chromaffinen Zellen des Nebennierenmarks, können jedoch überall dort gefunden werden, wo chromaffines Gewebe im Körper vorkommt. *Multilokuläre Phäochromozytome sind bei Kindern häufiger* als bei Erwachsenen, während maligne Tumoren seltener sind.

Noradrenalin, Adrenalin und Metabolite

Kinder mit Phäochromozytom scheiden große Mengen Noradrenalin und Adrenalin mit den entsprechenden Abbauprodukten Normetanephrin, Metanephrin und Vanillinmandelsäure im Urin aus. Die *Ausscheidungsmuster bei Neuroblastomen und Phäochromozytomen* sind oft *ähnlich,* die Serumspiegel für Noradrenalin und Adrenalin liegen beim Phäochromozytom jedoch meist höher [43]. Diese sind Ursache für die charakteristische Hypertonie und seltener auch für eine Hyperglykämie.

Phäochromozytome gehören mit medullären Schilddrüsenkarzinomen, Inselzelltumoren des Pankreas, epithelialen malignen Thymomen, Neuroblastomen und dem Karzinoid des Dünndarms zur Gruppe der neuroendokrinen Tumoren.

Multiples endokrines Adenomatose-Syndrom

Mehr als einer dieser Tumoren oder andere Hyperplasien endokriner Drüsen kommen beim multiplen endokrinen Adenomatosesyndrom in Kombination vor. Die Krankheit tritt familiär gehäuft auf, oft bestimmt eine einzelne Endokrinopathie lange Jahre das Bild der Krankheit und weitere Störungen kommen erst nacheinander hinzu. *Das klinische Bild* wird durch die Endokrinopathie bestimmt und ist dementsprechend *vielfältig.* In den letzten Jahren sind

3 Syndrome mit verschiedenen Kombinationen herausgearbeitet worden, ohne daß sich alle Beobachtungen zwanglos in diese Klassifizierung einordnen lassen [10, 14, 15, 43]. Alle Krankheitsbilder können pathogenetisch als neuroektodermale Entwicklungsstörung verstanden werden, obschon genauere Kenntnisse bis heute fehlen.

4.8 Tumoren der Nebennierenrinde

Chronische Überproduktion von Glukokortikoiden führt zum *Cushing-Syndrom.* Diese im Kindesalter seltene Erkrankung kann durch ein Adenom oder Karzinom der Nebennierenrinde hervorgerufen werden [22]. Echte Nebennierenrindentumoren sind äußerst selten. Sie kommen bei Kindern unter 7 Jahren vor, während bei älteren die Nebennierenhyperplasie häufiger anzutreffen ist [13].

Noch seltener, jedoch häufig histologisch maligne sind *Nebennierenrindentumoren, die Androgene produzieren.* Sie verursachen ein Krankheitsbild – bei Mädchen mit Virilisierung –, das der kongenitalen adrenalen Hyperplasie entspricht. Salzverlustsyndrome kommen jedoch nicht vor. Durch Dexamethason läßt sich die endokrine Aktivität des Tumors meist nicht unterdrücken und eine Abgrenzung zur kongenitalen adrenalen Hypoplasie erreichen.

Feminisierende Tumoren der Nebennierenrinde stellen im Kindesalter eine große *Rarität* dar.

4.9 Histiocytosis X

Die Histiocytosis X zeigt ein polymorphes klinisches Erscheinungsbild, das durch eine Proliferation von histiozytären Zellen in Haut, Knochen und anderen Organen hervorgerufen wird. Die *Infiltration des Hypothalamus* führt bei einer Gruppe von Patienten zum Diabetes insipidus. Wachstumshormonmangel oder andere Störungen der Hypothalamus-Hypophysen-Funktion sind selten. Eine niedrig dosierte Bestrahlung und/oder eine zytostatische Therapie führen in den meisten Fällen zum Stillstand der Krankheit. Endokrine Ausfälle bilden sich unserer Erfahrung nach selten zurück. Langzeittherapie und Überwachung sind notwendig.

4.10 Nebenwirkungen der medikamentösen Tumor- und Leukämiebehandlung

Vincristin   Nebenwirkungen der Zytostatika auf das endokrine System sind selten. Eine der wenigen bekannten Störungen ist die **inadäquate Sekretion des antidiuretischen Hormons** während der Behandlung mit Vincristin [37]. Die endokrine Störung führt zu Wassereinlagerung und Hyponatriämie, die Krämpfe und Koma verursachen können. Die Häufigkeit dieser Nebenwirkung läßt sich schwerlich angeben, da nur Vollbilder des Syndroms beschrieben worden sind. Man darf jedoch davon ausgehen, daß eine Vielzahl leichter Störungen entweder keine klinischen Symptome macht oder die vorliegenden unspezifischen Symptome nicht auf eine Sekretionsstörung des antidiuretischen Hormons bezogen werden.

L-Asparaginase und Prednison   Kinder mit Leukämie, die L-Asparaginase und Prednison in einer Kombinationstherapie erhalten, haben in etwa 10% eine **Hyperglykämie** [28]. Ursache ist eine Störung der Insulinbiosynthese. Die Hyperglykämie ist reversibel; Kinder, die älter sind als 10 Jahre und adipöse Kinder sind häufiger betroffen. Eine genaue Überwachung der Patienten ist notwendig, wenn sie mit diesen Medikamenten behandelt werden. Die Hyperglykämie kann in ein ketoazidotisches oder hyperosmolares Koma übergehen [20, 46].

Alkylierende Substanzen   Die endokrine Funktion des Hodens bleibt unter und nach der Chemotherapie intakt, während die **Spermatogenese**, z. B. bei der Therapie mit alkylierenden Substanzen, *sistieren kann* [5]. Unregelmäßigkeiten in der Menstruation und **Amenorrhö** werden bei Behandlung mit verschiedenen Zytostatika gefunden. Cyclophosphamid kann eine Verringerung der Östrogenausscheidung und eine erhöhte Gonadotropinsekretion verursachen [41]. Nach Beendigung der Therapie ist eine Normalisierung der Funktionsabläufe wahrscheinlich. Möglicherweise hängt die Erholung von der Dauer der Behandlung und von der kumulativen Dosis eines Medikaments ab [18].

4.11 Nebenwirkungen der Strahlentherapie

In endokrinen Drüsen, die im Bestrahlungsfeld liegen, kommen Wachstumsstörungen und **Funktionsausfälle** vor, die schon *während der Behandlung oder erst nach einer mehrjährigen Latenz* auftreten können.

Endokrine Ausfallserscheinungen

Klinische Symptome durch endokrine Ausfälle von Hypophyse und Hypothalamus werden erst Jahre nach einer Strahlenbehandlung diagnostiziert [29]. *Je jünger die Kinder* zum Zeitpunkt der Bestrahlung waren, *desto wahrscheinlicher* ist mit *Nebenwirkungen* zu rechnen [34]. Strahlenschäden wurden nach Behandlung intrakranieller und extrakranieller Tumoren und Leukämien gefunden [4, 29. 31]. Eine Korrelation zwischen Strahlendosis und der Schwere und Häufigkeit endokriner Ausfälle gelingt aufgrund der bisherigen Untersuchungsergebnisse nicht. Möglicherweise sind Funktionsverluste bei Strahlendosen bis 24 Gy reversibel [3]. Dieses Problem stellt sich v. a. bei der häufig durchgeführten prophylaktischen *Schädelbestrahlung* bei der akuten Leukämie im Kindesalter.

Die Strahlentoleranzdosis des *Ovars* ist besonders gering und ähnelt der der *Schilddrüse*. 15–25 Gy führen bei der Mehrzahl der Patientinnen zu Kastration und Sterilisation. Eine fraktionierte Bestrahlung mit 2–10 Gy kann bereits zu einem dauerhaften Funktionsverlust führen. Dies muß bei allen Bestrahlungen des Abdomens, des kleinen Beckens und des Retroperitoneums bedacht werden. Auch bei Ausblendung können am Rande des Strahlenfeldes liegende Ovarien einer nicht unerheblichen Streustrahlung ausgesetzt werden.

Die *Leydig-Zellen des Hodens* sind strahlenresistenter als die sekretorischen Zellen des Ovars. Eine Bestrahlung mit 20 Gy, wie beim Hodenrezidiv der akuten lymphatischen Leukämie, wird ohne Veränderung der Pubertätsentwicklung oder des Sexualverhaltens toleriert.

Induktion von Schilddrüsentumoren

Die Bestrahlung der *Schilddrüse* mit Strahlendosen zwischen 25 und 30 Gy kann zu Unterfunktion des Organs führen [35]. Ein wesentliches Problem aller strahlentherapeutischen Eingriffe im Kopf-Hals-Bereich ist die Tumorinduktion in der Schilddrüse [33]. Die *Häufigkeit von Schilddrüsentumoren korreliert mit der eingestrahlten Dosis.* Bereits nach 7,5 Gy ist mit einer Erhöhung der Tumorrate zu rechnen. Die strahleninduzierten Tumoren werden in der Regel erst 10 und mehr Jahre nach der Behandlung diagnostiziert. Mehr als $^1/_3$ ist bösartig, in der Regel handelt es sich histologisch um papilläre Karzinome.

Literatur

1. Braunstein GD, Vaitukaitis JL, Carbone PP, Ross GT (1973) Ectopic production of human chorionic gonadotropin by neoplasms. Ann Intern Med 78: 39
2. Conn JW, Cohen EL, Lucas CP et al. (1972) Primary reninism; hypertension, hyperreninemia, and secondary aldosteronism due to renin-producing juxtaglomerular cell tumors. Arch Intern Med 130: 682
3. Dacou-Voutetakis C, Haidas S, Zannos-Mariolea L (1975) Radiation and pituitary function in children. Lancet II: 1216
4. Dickison WP, Verry DH, Dickison L, Irvin BAM, Schwedewie H, Fiser RH, Elders MJ (1978) Differential effects of cranial radiation on growth hormone response to arginine and insulin infusion. J Pediatr 92: 754
5. Fairley KF, Barrie JU, Johnson W (1972) Sterility and testicular atrophy related to cyclophosphamide therapy. Lancet I: 568
6. Ganguly A, Gribble J, Tune B, Kempson RL, Luetscher JA (1973) Renin-secreting Wilms' tumor with severe hypertension; report of a case and brief review of renin-secreting tumors. Ann. Intern Med 79: 835
7. Giebink GS, Ruymann FB (1974) Testicular tumors in childhood. Am J Dis Child 127: 433–428
8. Gitlow SE, Dziedzic LB, Strauss L, Greenwood SM, Dziedzig SW (1973) Biochemical and histological determinants in the prognosis of neuroblastoma. Cancer 32: 898
9. Gordon AS, Zanjani ED, Zalusky R (1970) A possible mechanism for the erythrocytosis associated with hepatocellular carcinoma in man. Blood 35: 151
10. Heikkinen ES, Akerblom HK (1977) Diagnostic and operative problems in multiple pheochromocytomas. J. Pediatr Surg 12: 157
11. Jansen-Goemans A, Engelhardt J (1977) Intractable diarrhea in a boy with vasoactive intestinal peptideproducing ganglioneuroblastoma. Pediatrics 59: 710–716
12. Johnstone G (1967) Prepubertal gynecomastia im association with an interstitial-cell tumor of the testis. Br J Urol 39: 211
13. Kaplan SA (1979) Disorders of the adrenal cortex I. Pediatr Clin North Am 26: 65
14. Keiser HR, Beaven MA, Doppman J, Wells S, Buja LM (1973) Sipple's syndrome: medullary thyroid carcinoma, pheochromocytoma and parathyroid disease. Ann Intern Med 78: 561
15. Khairi MRA, Dexter RN, Burzynski NJ, Johnston CC (1975) Mucosal neurome, pheochromocytoma and medullary thyroid carcinoma: multiple endocrine neoplasia type 3. Medicine 54: 89
16. Knill-Jones RP, Buckle RM, Parsons V, Calme RY, Williams R (1970) Hypercalcemia and increased parathyroid hormone activity in primary hepatoma. Engl J Med 282: 704
17. Krivit W, Mirkin BL, Freier E, Nesbit M, Cooper MJ (1980) Serum catecholamine metabolites in stage IV neuroblastoma. Prog Cancer Res Ther 12: 33
18. Kumar R, McEvoy J, Biggart JD, McGeown MG (1972) Cyclophophamide and reproductive function. Lancet I: 1212
19. La Brosse EH, Comay E, Bohuan C, Zucker J, Schweisguth O (1976) Catecholamine metabolism in neuroblastoma. J Natl Cancer Inst 57: 633
20. Land VJ, Sutow WW, Fernbach DJ, Lane DM, Williams TE (1972)

Toxicity of L-asparaginase in children with advanced leukemia. Cancer 30: 339
21. Laug WE, Siegel SE, Shaw KNF, Landing B, Gutenstein M, Baptista J (1978) Initial urinary catecholamine metabolite concentrations and prognosis in neuroblastoma. Pediatrics 62: 77
22. McArthur RG, Cloutier MD, Hayles AB, Spragne RG (1972) Cushing's disease in children. Findings in 13 cases. Mayo Clin Proc 47: 318
23. Mitchell JD, Baxter TJ, Blair-West JR, McCredie DA (1970) Renin levels in nephroblastoma (Wilms'tumour); report of a renin secreting tumour. Arch Dis Child 45: 376
24. Murphy GP, Allen JE, Staubitz WJ, Sinks LF, Mirand EA (1972) Erythropoietin levels in patients with Wilms'tumor. NY State J Med 72: 487
25. Murphy GP, Mirand EA, Sinks LF, Allen JE, Staubitz WJ (1975) Ectopic production of erythropoietin in Wilms'tumor patients in relation to clinical stage and disease activity. J Urol 113: 230
26. Mutz ID, Urban ChE, Höllwarth M (1978) Systematische und biochemische Manifestationen bei Hepatoblastomen. Klin Paediatr 191: 359
27. Penny R (1979) The testis. Pediatr Clin North Am 26: 107
28. Pui CH, Burghen GA, Bowman WP, Aur RJA (1981) Risc factors for hyperglycemia in children with leukemia receiving L-asparaginase and prednisone. J Pediatr 99: 46
29. Richards GE, Wara WM, Grumbach MM, Kaplan SL, Sheline GE, Conte FA (1976) Delayed onset of hypopituitarism: sequelae of therapeutic irradiation of central nervous system, eye and middle ear tumors. J Pediatr 89: 553
30. Said SI, Faloona GR (1975) Elevated plasma and tissue levels of vasoactive intestinal polypeptide in the watery diarrhea syndrome due to pancreatic, bronchogenic and other tumours. N Engl J Med 293: 155
31. Samaan NA, Bakdash MM, Caderao JB, Cangir A, Jesse RH, Ballantyne AJ (1975) Hypopituitarism after external irradiation. Evidence of both hypothalamic and pituitary origin. Ann Intern Med 83: 771
32. Schambelan M, Howes EL, Stockigt JR, Noakes CA, Biglieri EG (1973) Role of renin and aldosterone in hypertension due to a renin-secreting tumor. Am J Med 55: 86
33. Schneider AB, Favus MJ, Stachura ME, Arnold J, Arnold MJ, Frohman LA (1978) Incidence, prevalence and characteristics of radiationinduced thyroid tumors. Am J Med 64: 243
34. Shalet SM, Beardwell CG, Pearson D, Morris-Jones PH (1976) The effect of varying doses of cerebral irradiation on growth hormone production in childhood. Clin Endocrinol Oxf 5: 287
35. Shalet SM, Rosenstock JD, Beardwell CG, Pearson D, Mottis-Jones PH (1977) Thyroid dysfunction following external irradiation to the neck for Hodgkin's disease in childhood. Clin Radiol 28: 511
36. Siegel SE, Laug WE, Harlow PJ, Shaw KNF, Landing B, Gutenstein M (1980) Patterns of urinary catecholamine metabolite excretion in neuroblastoma. Prog Cancer Res Ther 12: 25
37. Stuart MJ, Cuaso C, Miller M, Oski FA (1975) Syndrome of recurrent increased secretion of antidiuretic hormone following multiple doses of vincristine. Blood 45: 315
38. Styne DM, Kaplan SL (1979) Normal and abnormal puberty in the female. Pediatr Clin North Am 26: 123

neuroma with secretion of vaso-active intestinal peptide. Arch Dis Child 50: 896
40. Thurman W, Grabstald H, Lieberman P (1966) Elevation of erythropoientin levels in association with Wilms' tumor. Arch Intern Med 117: 280
41. Uldall PR, Kerr DNS, Tacchi D (1972) Sterility and cyclophosphamide. Lancet I: 693
42. Urban MD, Lee PA, Plotnick LP, Migeon CJ (1978) The diagnosis of Leydig cell tumors in childhood. Am J Dis Child 132: 494
43. Vorhess ML (1979) Disorders of the adrenal medulla and multiple endocrine adenomatoses. Pediatr Clin North Am 26: 209
44. Voute PA, van der Meer J, Staugaard-Klooserziel W (1971) Plasma renin activity in Wilms'tumour. Acta Endocrinol (Copenh) 67: 197
45. Voûte PA, van Putten WJ, Burgers JMV (1975) Tumors of the sympathetic nervous system. In: Bloom HJG, Iemerle J, Neidhardt MK Voûte PA (eds) Cancer in children. Springer, Berlin Heidelberg New York, p 138
46. Whitecar JP, Bodey GP, Hill CS, Samaan NA (1970) Effect of L-asparaginase on carbohydrate metabolism. Metabolism 19: 581

5 Prolaktin im Kindes- und Jugendalter

O. Butenandt

5.1 Einführung

Prolaktin (PRL) wird im Hypophysenvorderlappen gebildet; es besteht aus 198 Aminosäuren, deren Kette durch 3 Disulfidbrücken in sich verbunden ist.
Die physiologische Bedeutung des PRL für die Laktation ist gut bekannt. Sein regulatorischer Einfluß auf die Gonadenfunktion konnte bisher nur teilweise definiert werden. So ist offenbar eine physiologische PRL-Konzentration *für die normale Ovarialfunktion notwendig.*
Gesichert werden konnte der **nachteilige Einfluß** einer Hyperprolaktinämie *auf die Progesteronproduktion* der Granulosazellen. Auch ist der gonadotrope Stimulus auf die gonadale Steroidproduktion bei PRL-Überfluß vermindert. Gleichzeitig hemmt eine Hyperprolaktinämie die Gonadotropinproduktion und Sekretion.

5.2 Prolaktinserumspiegel in Abhängigkeit vom Lebensalter

Im Nabelschnurblut sind hohe PRL-Spiegel zwischen 80 und 260 ng/ml gefunden worden [2, 16], die sich signifikant von den PRL-Spiegeln der Mutter unter der Geburt unterschieden. Beim Neugeborenen steigen die Spiegel nach Geburt weiter an. Der höchste Spiegel wird zwischen 30 und 60 min nach Geburt erreicht. Innerhalb von 5 Tagen fallen die erhöhten Werte deutlich ab und erreichen mit 6 Wochen etwa 17 ng/ml [10]. Ab dem 2. Lebensjahr unterscheiden sich die PRL-Spiegel nicht von denen Erwachsener; auch zwischen Knaben und Mädchen ist kein Unterschied nachweisbar; der normale Bereich liegt zwischen 2 und 20 ng/ml Serum [2, 7, 10].
Apter et al. [1] konnten *bei Mädchen in der Pubertät* einen **PRL-Anstieg** beobachten, der etwa ab dem 8. Lebensjahr mit

einem Anstieg von durchschnittlich 6 auf etwa 10 ng/ml begann, gefolgt von einer weiteren langsamen Zunahme. Dieser Anstieg verlief etwa parallel dem Anstieg von FSH, der vor einer Steigerung von LH erfolgte.
Bei Knaben war ein gleichartiger Anstieg während der Pubertät *nicht* zu finden.

5.3 Tagesrhythmik der Prolaktinsekretion

Episodenhafte Ausschüttungen von PRL erfolgten während des Schlafes unabhängig von der Tageszeit. Der durchschnittlich im Schlaf gemessene PRL-Spiegel liegt somit höher als während der übrigen Zeit. Während für Gonadotropine gezeigt werden konnte, daß mit Beginn der Pubertät zunächst im Schlaf höhere Serumspiegel nachweisbar werden, konnte dies für PRL nicht demonstriert werden [6].

5.4 Stimulationstest für Prolaktin

Durch die Gabe von TRH kommt es zum Anstieg von PRL: der maximale Anstieg erfolgt 15–30 min nach der i. v.-Gabe von 200 µg TRH auf Werte um 20–25 ng/ml; der Abfall erfolgt kontinuierlich über die nächsten 2 h [10]. Die endogene Regulation erfolgt über sekretionshemmende Substanzen („prolactin inhibiting factor", PIF) und sekretionsfördernde Stoffe (z. B. TRH).

5.5 Prolaktinspiegel bei Erkrankungen im Kindesalter

5.5.1 Adipositas

Mädchen mit Adipositas zeigten bereits im Alter von 7–9 Jahren *signifikant höhere Werte* (12,4 ng/ml) im Vergleich zu normalgewichtigen Mädchen. In den nächsten Lebensjahren war immer noch ein deutlich höherer Spiegel erfaßbar (14,4 ng/ml) als bei schlanken Mädchen (9,5 ng/ml durchschnittlich). Allerdings überschnitten sich die Bereiche der gefundenen Werte erheblich [9]. Es wird diskutiert, ob hier die Ursache der bei adipösen Mädchen zu beobachteten Reifungsbeschleunigung der Nebennierenrindenfunktion (Adrenarche) zu suchen ist.

5.5.2 Hypothyreose

Bei der primären Hypothyreose ist TSH stark erhöht, es findet sich aber auch eine PRL-Erhöhung: bei 41 Kindern mit einer primären Hypothyreose betrug PRL im Mittel 25,4 ng/ml, *bei Kindern mit idiopathischem, hypothalamisch ausgelöstem Hypopituitarismus* 13,9 ng/ml. Die PRL-Spiegel bei Kindern mit einer Hyperthyreose entsprachen Werten, wie sie bei gesunden Kindern gefunden werden [17].
Nach Gabe von TRH stieg PRL bei den Patienten mit einer primären Hypothyreose stärker an als bei Kindern mit einer Hypothyreose aufgrund einer hypothalamischen Störung. Dies zeigt, daß die erhöhte TRH-Sekretion bei Hypothyreose zum Anstieg von PRL führt.

5.5.3 Hypothalamische Störungen

Die bei einer hypothalamischen Störung beobachtete Erhöhung des basalen PRL wird im wesentlichen durch einen Abfall des *„prolaktin inhibiting factor"* (PIF) erklärt [17]. Christensen et al. [5] beschrieben kürzlich bei einem 14jährigen Mädchen eine Erhöhung von PRL im Zusammenhang mit einer Wachstumsverzögerung bei erniedrigter Wachstumshormonkonzentration und einer Hypernatriämie bei gestörtem Durstgefühl. Ein pathologischer Organbefund konnte nicht nachgewiesen werden. Unter Bromocriptingabe beschleunigte sich die Wachstumsrate, regelmäßige Menstruationen setzten ein, der Prolaktinspiegel fiel auf normale Werte ab. Die Autoren diskutieren eine hypothalamische Funktionsstörung (s. 3.2.7 u. 3.3.1).

5.5.4 Prolaktinproduzierende hypophysäre Tumoren

Prolaktinproduzierende Tumoren sind im Erwachsenenalter häufiger als im Kindesalter. Bei einem 9jährigen Jungen mit einem intrasellär gelegenen Tumor fanden sich Prolaktinwerte von 1220–1560 ng/ml [3]. Nach selektiver Entfernung des Tumors sank der Prolaktinspiegel auf normale Konzentrationen ab. Die vorher *durch den Tumor gestörte Sekretion von Wachstumshormon* normalisierte sich. Wirkungen auf die Brustdrüsenanlage waren trotz der hohen Spiegel an PRL nicht vorhanden.

Bei einem 12jährigen Knaben mit McCune-Albright-Syndrom bestand gleichzeitig ein hypophysär bedinger Riesenwuchs mit akromegalen Zügen. Ursache war ein eosinophiles Adenom mit hoher Wachstumshormonausschüttung. Daneben wurde sowohl präoperativ wie nach einer teilweisen Entfernung des Tumors eine Hyperprolaktinämie nachgewiesen. Unter Therapie mit Bromocriptin konnte die Überproduktion der *beiden* Hormone auf eine normale Sekretion reduziert werden [15].

5.5.5 Gynäkomastie

Hyperprolaktinämie möglich

Bei 13 Patienten zwischen 14 und 19 Jahren mit einer beidseitigen Gynäkomastie ohne weitere endokrinologische Störungen lag der Prolaktinspiegel 9 mal im Normbereich und 4 mal darüber. Bei 10 Patienten wurde eine Bromocriptintherapie (7–10 mg tgl.) eingesetzt; nur einmal kam es zur Rückbildung der Gynäkomastie während der Therapie, sonst konnte keine Änderung festgestellt werden. Eine Regression der Gynäkomastie erfolgte erst 4–8 Monate *nach Ende* der Therapie. Unter der Behandlung war der Prolaktinspiegel niedriger als vor der Therapie [12, 13].

5.5.6 Galaktorrhö

Bei Frauen mit Hyperprolaktinämie kommt es zur Amenorrhö, vielfach auch zu einer Galaktorrhö. Im Kindesalter ist hingegen eine Galaktorrhö bei Hyperprolaktinämie selten [4, 14].

Literatur

1. Apter D, Pakarinen A, Vihko R (1978) Serum prolactin, FSH and LH during puberty in girls and boys. Acta Paediatr Scand 67: 417–423
2. Aubert ML, Grumbach MM, Kaplan SL (1974) Heterologous radioimmunoassay for plasma human prolactin; Values in normal subjects, puberty, pregnancy and in pituitary disorders. Acta Endocrinol (Copenh) 77: 460–476
3. Beck W, Stubbe P, Lüdecke D (1979) Prolactin-producing pituitary adenoma in a 9 year old boy. Eur J Pediatr 130: 193–198
4. Brown DM (1977) Multiple hypothalamic-pituitary abnormalities in an adolescent girl with galactorrhea. J Pediatr 91: 901–903

5. Christensen NC, Hagen C, Nielsen MD, Petersen S (1981) Hypernatraemia, diabetes mellitus, hyperprolactinaemia, retarded growth and delayed puberty in a 14 year old girl. Effect of bromocriptine treatment. Acta Endocrinol (Copenh) 96: 30–35
6. Finkelstein JW, Kapen S, Weitzman ED, Hellman L, Boyar RM (1978) Twenty-four-hour plasma prolactin patterns in prepubertal and adolescent boys. J Clin Endocrinol 47: 1123–1128
7. Franks S, Brook CGD (1976) Basal and stimulated prolactin levels in childhood. Horm Res 7: 65–76
8. Frantz AG (1979) Prolaktin. In: De Groot LJ, Cahill GF, Odell WD, Martine Ll, Ptts JT, Nelson DH, Steinberger E, Winegrad AI (eds) Endocrinology, vol. I. Grune & Stratton, New York San Francisco London, pp 153–168
9. Genazzani AR, Pintor C, Corda R (1978) Plasma levels of gonadotropins, prolactin, thyroxine and adrenal and gonadal steroids in obese prepubertal girls. J Clin Endocrinol 47: 974–979
10. Guyda HJ, Friesen HG (1973) Serum prolactin levels in humans from birth to adult life. Pediatr Res 7: 534–540
11. Hwang P, Guyda H, Friesen HG (1971) A radioimmunoassay for human prolactin. Proc Natl Acad Sci USA 68: 1902
12. Jaffiol C, Robin M, Orsetti A, Mirouze J (1976) Les hormones gonadotropes et la prolactine au cours des gynécomasties. Ann Endocrinol (Paris) 37: 469–470
13. Jaffiol C, Robin M, Orsetti A, Menneson M, Mirouze J (1978) Utilisation therapeutique de la dibromoergocryptine dans la gynécomastie idiopathique. Therapie 33: 516
14. Klemm W, Rager K, Gupta D et al. (1975) Hyperprolactinaemia in two boys. Pediatr Res 9: 671
15. Lightner ES, Winter JSD (1981) Treatment of juvenile acromegaly with bromocriptine. J Pediatr 98: 494–496
16. Sack J, Fisher DA, Wang CC (1976) Serum thyrotropin, prolactin and growth hormone levels during the early neonatal period in the human infant. J Pediatr 89: 298–300
17. Suter SN, Kaplan SL, Aubert ML, Grumbach MM (1978) Plasma prolactin and thyrotropin and the response to thyrotropin-releasing factor in children with primary and hypothalamic hypothyroidism. J Clin Endocrinol 47: 1015–1020
18. Thorner MO (1977) Prolaktin. In: Besser GM (ed) Clinics in endocrinology and metabolism. The hypothalamus and pituitary, vol 6/1. Saunders, London Philadelphia Toronto, pp 201–222

6 Kongenitale Nebennierenrindenhyperplasie

H. Stolecke
mit einem Beitrag von H. Grosse-Wilde

6.1 Einleitende Bemerkungen und thematische Eingrenzung

Die kongenitale Nebennierenrindenhyperplasie (CNH), geläufiger ist teilweise die Bezeichnung kongenitales adrenogenitales Syndrom, ist eine gut bekannte Entität. Diese Aussage trifft vornehmlich auf die beiden *virilisierenden Formen* zu, von denen die Form mit C-21-Hydroxylasemangel gegenüber derjenigen mit C-11-Hydroxylasemangel ganz im Vordergrund steht.

Zahlenmäßig ist die C-21-OHase-Mangelform mit einer Häufigkeit von ca. 1 : 5000 vergleichsweise häufig, wenngleich erhebliche ethnographische Unterschiede bestehen, was auch für die Verteilung der Patienten mit und ohne Salzverlustsyndrom (SVS) zutrifft. Hier dürften aber sicherlich auch Probleme der Patientenauswahl durch Zuweisung besonders schwieriger Fälle in bestimmte Zentren eine Rolle spielen. Eine Bevorzugung des weiblichen Geschlechts [34] ist nicht allgemein beobachtet worden.

Von aktueller Bedeutung sind im Zusammenhang mit den virilisierenden Formen der CNH (virCNH) *neue Erkenntnisse zur Genetik,* zur *Diagnostik der Heterozygotie,* die **Pränataldiagnostik,** weiterhin Arbeiten, die die **Diagnostik** und die **Verlaufskontrolle** und damit zusammenhängende **Erfahrungen** und **Grundsätze der Dauertherapie** präzisieren. Auf diesen Bereich ist diese Darstellung ausgerichtet und gleichzeitig begrenzt.

6.2 Genetik

6.2.1 HLA-Assoziation des C-21-Hydroxylasemangels, Heterozygotie und antenatale Diagnostik

H. Grosse-Wilde

Erbgang **Einleitung.** Der **autosomal rezessive Erbgang** der kongenitalen Nebennierenrindenhyperplasie (CNH) ist seit langem durch eine Vielzahl von Familienstudien belegt. Die bis heute durchgeführten biochemischen Analysen dieser Erkrankung zeigen, daß in ca. 90% ein homozygoter Defekt für die 21-Hydroxylase (21-OH-Def) vorliegt. In etwa 5% der Fälle ist ein Defekt für die 11β-Hydroxylase verantwortlich. Die restlichen CNH-Fälle sind durch sehr seltene Enzymdefekte, z. B. der 17α-Hydroxylase bedingt (Übersicht bei [36]).
1977 beschrieben zum ersten Mal Dupont et al. [7] in einer mehrere Familien umfassenden Studie und Grosse-Wilde [10] in einer Kasuistik die ersten Hinweise für eine enge genetische Beziehung zwischen dem Erbgang des CNH und der HLA-Blutgruppen. In der Zwischenzeit haben sich diese Befunde durch eine Vielzahl von unabhängigen Mitteilungen erhärtet [15, 44, 51, 54].
Zum besseren Verständnis der im folgenden dargelegten Untersuchungen zur genetischen Kopplung zwischen CNH und HLA soll zunächst auf den derzeitigen Kenntnisstand der HLA-Blutgruppenforschung eingegangen werden.

Genetik des HLA-Systems. Der Vererbungsmodus der HLA-Blutgruppenantigene wurde hauptsächlich an den weißen Blutkörperchen untersucht, was zu der Bezeichnung HLA („human leucoyte antigens") geführt hat. Wir wissen heute, daß diese HLA-Antigene nicht nur auf Leukozyten, sondern auch auf einer Vielzahl von Somazellen in quantitativ unterschiedlicher Ausprägung nachgewiesen werden können. In der Praxis hat sich die Methode der HLA-Typisierung an Blutlymphozyten mit Hilfe serologischer Tests allgemein durchgesetzt.
Es lassen sich 5 distinkte HLA-Genorte unterscheiden, die auf dem kurzen Arm von Chromosom 6 (6q) lokalisiert sind und folgende Einzelbezeichnung haben: HLA-A-, HLA-B-, HLA-C-, HLA-D- und HLA-DR-Genort (s. Abb. 6.1). Aufgrund der beobachteten Rekombinationsfrequenz zwischen diesen einzelnen Genorten kann gesagt werden, daß es sich um eng benachbarte Genorte handelt, die zusammengefaßt als HLA-Komplex oder HLA-System bezeichnet werden.
Jeder dieser HLA-Genorte kodiert für kodominant exprimierte Oberflächenantigene, so daß ein jedes Individuum insgesamt 10 HLA-Einzelmerkmale besitzt. Die Anzahl der bis heute erkannten Allele pro HLA-Genort ist im

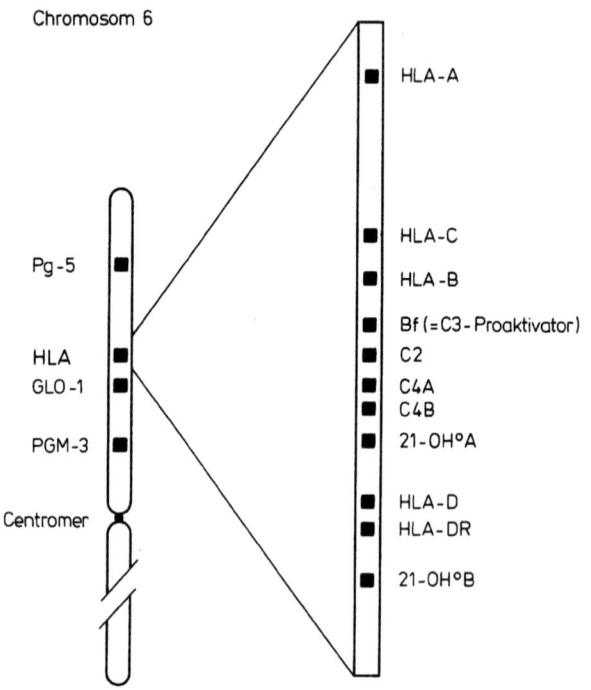

Abb. 6.1. Chromosomale Anordnung der HLA-Genorte, der Komplementgenorte für Bf, C2 und C4, sowie der Genorte der 21-Hydroxylase

Vergleich zu anderen humanen Blutgruppensystemen extrem hoch. So sind für den HLA-A-Genort 17 Allele, für den HLA-B-Genort 32 Allele, für den HLA-C-Genort 8 Allele, für den HLA-D-Genort 12 Allele und für den HLA-DR-Genort 10 Allele bekannt [37]. Nachdem jedes Allel eines HLA-Genorts mit den jeweiligen Allelen der anderen HLA-Genorte frei kombinierbar ist, ergibt sich ein hochgradiger Polymorphismus, der das HLA-Blutgruppensystem zum vielgestaltigsten Gensystem des Menschen macht. Insgesamt sind mehr als $3 \cdot 10^7$ verschiedene HLA-Allelenkombinationen (HLA-Phänotypen) möglich. Der Polymorphismus des HLA-Systems ist detailliert in Tabelle 6.1 dargestellt, aus der die WHO-Nomenklatur der HLA-Antigene ersichtlich wird, indem die Einzelallele mit aufsteigenden arabischen Ziffern und entsprechend dem Genort mit den Buchstaben A, B, C, D oder DR belegt werden. Weltweite Populationsstudien haben gezeigt, daß die Häufigkeit der einzelnen Allele beträchtliche Unterschiede aufweist. So beträgt z. B. in der deutschen Bevölkerung die HLA-A2-Antigenfrequenz 48,6% gegenüber einer Frequenz von 9% für HLA-A11. Zudem bestehen ethnische Unterschiede in der HLA-Antigenfrequenzverteilung mit z. B. einer HLA-B8-Frequenz von 17,9% in der kaukasischen Bevölkerung gegenüber einer B8-Häufigkeit von <1% in der japanischen Bevölkerung. Diese intra- und interethnischen Charakteristika der HLA-Antigenverteilung sind für die Interpretation der

Tabelle 6.1. WHO-Nomenklatur der Allele der 5 HLA-Genorte

HLA-A	HLA-B	HLA-C	HLA-D	HLA-DR
1	5 (w51, w52)[a]	w1	w 1	1
2	7	w2	w 2	2
3	8	w3	w 3	3
9 (w23, w24)	B12 (w44, w45)	w4	w 4	4
10 (25, 26)	B13	w5	w 5	5
11	B14	w6	w 6	w6
28	B15 (w62, w63)	w7	w 7	7
29	B16 (w38, w39)	w8	w 8	w 8
w30	B17 (w57, w58)		w 9	w 9
w31	B18		w10	w10
w32	Bw21 (w49, w50)		w11	
w33	Bw22 (w54, w55, w56)			
w34	B27			
w36	Bw35			
w43	B37			
	B40 (w60, w61)			
	Bw41			
	Bw42			
	Bw46			
	Bw47			
	Bw47			
	Bw48			
	Bw53			
	Bw59			

[a] Die in Klammern gesetzten Merkmale stellen subtypische Antigene der entsprechenden HLA-Allele dar. Das Präfix ‚w' bedeutet, daß diese Antigene aufgrund zu geringer Anzahl an spezifischen Antiseren noch nicht weltweit typisierbar sind

nachfolgend beschriebenen Assoziationen zwischen der 21-Hydroxylasedefizienz und einzelnen Allelen der HLA-Genorte von Bedeutung.
Über die physiologische Funktion der HLA-Antigene kann festgestellt werden, daß sie insbesondere bei Virusinfektionen das Immunsystem in die Lage versetzen, virusinfizierte Körperzellen zu zerstören [55]. Möglicherweise gilt Gleiches für die ständige Überwachung auf und Elimination von spontan im Organismus entstehenden Tumorzellen. In der Pathophysiologie der Organtransplantation sind die HLA-Antigene mitentscheidend für die Akzeptanz eines Allotransplantates (z. B. Niere oder Knochenmark), da bei HLA-Antigenübereinstimmung zwischen Spender und Empfänger die Wahrscheinlichkeit des Anwachsens des Transplantats größer ist. Der Mechanismus der Organabstoßung beruht auf der Bildung von spezifischen, gegen HLA-Antigene gerichteten Antikörpern und zytotoxischen Immunzellen. Aus diesem Grund werden die HLA-Antigene auch als Histokompatibilitäts- oder Gewebsverträglichkeitsantigene bezeichnet.
Darüber hinaus müssen dem HLA-System immunregulatorische Funktionen zugeschrieben werden. Dies ergibt sich aus 2 Fakten: 1. Bei allen bisher

untersuchten Säugetierspezies konnten in Struktur und Funktion HLA-analoge Gensysteme nachgewiesen werden. Diese HLA-Analoga beherbergen zudem sog. Immunantwortgene (Ir-Gene). Obwohl beim Menschen bisher nicht eindeutig belegt, da aus ethischen Gründen sich Experimente verbieten, die im jeweiligen Tiermodell zum Nachweis dieser Immunantwortgene geführt haben, ist im Analogieschluß zu postulieren, daß sich im humanen HLA-Komplex ebenfalls Immunantwortgene befinden. Diese Gene steuern die immunologische Reaktion (humoral und zellulär) auf ein vom Organismus als fremd erkanntes Agens [31]. 2. Bis heute sind eine Vielzahl von Krankheiten entdeckt worden, die statistisch signifikante Assoziationen zu bestimmten HLA-Antigenen aufweisen (typisches Beispiel: HLA-B27 und M. Bechterew). Die überwiegende Zahl dieser HLA-assoziierten Erkrankungen sind mehr oder weniger Autoimmunkrankheiten, also Resultat einer Dysregulation der immunologischen Toleranz körpereigenen Gewebes [49].

Die Bedeutung des HLA-Systems für die Immunreaktion wird weiter durch die Tatsache unterstrichen, daß die Genorte für 3 Komplementkomponenten, C3-Proaktivator (Bf), C2 und C4, innerhalb des HLA-Komplexes lokalisiert sind. Alle 3 Komplementkomponenten können als Proteasen angesehen werden, die in der frühen Phase der Komplementaktivierung ihre Wirkung entfalten. Die endgültige Lokalisierung der Genorte für Bf, C2 und C4 ist noch nicht abgeschlossen, doch liegen sie sehr wahrscheinlich innerhalb des HLA-B-DR-Abschnitts des HLA-Komplexes. Alle 3 Komplementkomponenten sind polymorph und erscheinen als kodominant exprimierte, elektrophoretisch auftrennbare allelomorphe Varianten [45]. Auffallend ist, daß sowohl die C2- als auch die C4-Komponente sog. Nullallele aufweisen, d. h. Fehlen des Genprodukts. Im Serum homozygot Defekter ist C2- bzw. C4-Komponente nicht nachweisbar, während heterozygot Defekte eine im Vergleich zu Normalpersonen etwa halbhohe Komplementaktivität aufweisen. Häufig ist die C2- bzw. C4-Defizienz mit einem Autoimmunsyndrom vergesellschaftet und zeigt als Krankheitsphänotyp einen autosomal rezessiven Erbgang. Die C2-Defizienz, die häufigste aller bekannten Komplementdefekte, ist hochgradig mit der HLA-Allelenkombination A10, B18, Dw2, DR2 assoziiert [25].

Genetische Kopplung zwischen CNH und HLA. Der Nachweis bzw. Ausschluß einer genetischen Kopplung zwischen 2 genetisch distinkten Merkmalen geschieht durch die Verfolgung des Erbgangs innerhalb von Familien (Segregationsanalyse). Als Beispiel solch einer Analyse zwischen dem autosomal rezessiv vererbten Krankheitsphänotyp des CNH und den von den Eltern auf die Nachkommen vererbten HLA-Antigenen ist in Abb. 6.2 der Familienstammbaum mit 2 an CNH erkrankten und 2 gesunden Kindern wiedergegeben. Zur einfacheren Darstellung der HLA-Merkmale sind nur die HLA-A- und -B-Antigene angegeben.

Die Kombination der nebeneinander auf einem Chromosomenstrang lokalisierten HLA-Allele wird als HLA-Haplotyp bezeichnet. In dieser Familie lassen sich aufgrund der HLA-Antigenverteilung bei den 4 Kindern die elterlichen HLA-Haplotypen wie folgt festlegen: Vater HLA-A3, Bw47/A11, Bw35; Mutter A2, B17/A1, B8. Beide CNH-Kinder haben von ihren Eltern die gleichen HLA-Haplotypen vererbt bekommen: A3, Bw47 väterlicherseits und A2, B17 mütterlicherseits, während die gesunden Geschwister mit den HLA-Haplotypen A11, Bw35/A2, B17 bzw. A11, Bw35/A1, B8 sich in einem bzw. 2 HLA-Haplotypen von den erkrankten unterscheiden. Bei Annahme einer genetischen Kopplung zwischen CNH und HLA wären die elterlichen HLA-Haplotypen A3, Bw47 und A2, B17 die CNH-Trägerhaplotypen. In dieser Familie ist somit eine Kongruenz zwischen dem HLA-Phänotyp und dem CNH-Phänotyp gegeben.

Natürlich ist diese gezeigte Familie allein nicht beweisend für eine genetische Kopplung zwischen CNH und HLA. Hierzu sind weitere HLA-Segregationsstudien in Familien mit einem oder mehreren CNH-erkrankten Kindern notwendig. Bei Vorliegen einer genetischen Kopplung sollten in einer Familie alle erkrankten Geschwister das gleiche HLA-Muster aufweisen und alle phänotypisch gesunden Geschwister zumindest für einen HLA-Haplotypen von den erkrankten differieren. Somit sind auch Familien für eine Segregationsanalyse informativ, bei denen neben gesunden Nachkommen nur ein Kind an CNH erkrankt ist. Insgesamt wurden von uns bisher 43 CNH-Familien untersucht, wo die biochemische Analyse das Vorliegen einer 21-Hydroxylasedefizienz gesichert hatte. In keinem Fall fanden wir eine Abweichung von der oben formulierten Regel, d. h. *es ergab sich eine absolute Kopplung zwischen CNH und HLA.* Dieser Befund wurde durch ein statistisches Prüfverfahren (sog. lod score analysis) gesichert

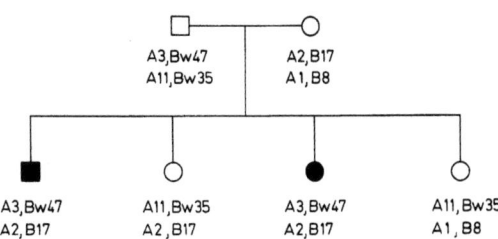

Abb. 6.2. Segregation von HLA-A-, -B-Antigenen in einer Familie mit 2 an CNH erkrankten und 2 gesunden Kindern

mit dem Ergebnis, daß in diesem untersuchten Familienmaterial die Rekombinationsfrequenz zwischen HLA und CNH mit einer Irrtumswahrscheinlichkeit von 10^{-6} gegen 0% strebt. Dies bedeutet, daß der oder die 21-Hydroxylasedefizienzgen(e) in engster Nachbarschaft zum HLA-Komplex liegen müssen.

Im Rahmen des 8. International Histocompatibility Workshop Los Angeles 1980 wurden 131 CNH-Familien studiert, wobei 8 Familien eine Rekombination im HLA-Komplex aufwiesen und informativ für eine genauere Kartierung waren [8]. Die Analyse ergab, daß mit großer Wahrscheinlichkeit *2 Genorte für die 21-Hydroxylasedefizienz* existieren, wobei der eine zwischen den HLA-B- und HLA-DR-Genorten und der andere außerhalb vom HLA-Komplex, aber in enger Nachbarschaft zum HLA-DR-Genort lokalisiert sein muß. Entsprechend dieser Lokalisation kann man von einer Rekombinationsfrequenz zwischen HLA-B und CNH von ca. 2% ausgehen, d. h. in 98% der Fälle ist eine HLA-Typisierung innerhalb von CNH-Familien prädiktiv für die Identifizierung eines heterozygoten Trägers des Gendefekts.

Ebenfalls in dieser internationalen Studie wurden 12 CNH-Familien untersucht, bei denen die Erkrankungen auf einer *11β-Hydroxylasedefizienz* beruhte. Die HLA-Segregationsanalyse ergab *keinen Hinweis, daß dieser Enzymdefekt mit dem HLA-Komplex gekoppelt vererbt wird.* Mantero et al. [26] konnten für die 17α-Hydroxylasedefizienz eine Kopplung zum HLA-Komplex ausschließen.

Assoziation zwischen HLA-Allelen und 21-Hydroxylasedefizienz. Neben den Segregationsdaten mit dem Nachweis der in ca. 98% der Fälle zu erwartenden „enbloc" Vererbung von HLA-Haplotypen und 21-Hydroxylasedefektgenen ergaben sich beim Vergleich der HLA-Antigenhäufigkeiten bei CNH-Patienten und gesunden Kontrollpersonen auffallende Befunde. In Tabelle 6.2 sind die HLA-A- und HLA-B-Antigenfrequenzen von 43 unverwandten Patienten aufgelistet und denen bei 1142 unverwandten Normalpersonen beobachteten gegenübergestellt.

Es ergab sich in der HLA-A-Antigenserie, daß die Frequenz für das *Antigen A3* bei CNH-Patienten mit 58,1% gegenüber 33,0% bei Normalpersonen fast verdoppelt ist. Diese Differenz ist auf dem 0,01-Niveau statistisch signifikant und korrespondiert zu einem sog. relativen Risiko-Wert (R.R.)

Tabelle 6.2. Gegenüberstellung der beobachteten HLA-A-B Antigenfrequenzen bei CNH-Patienten (n = 43) und Kontrollpersonen (n = 1142)

HLA	CNH	Kontrollen	x^2	p^a	R.R.
A1	18,6%	26,1%			
A2	55,8	48,6			
A3	58,1	33,0	11,7	0,01	2,8
A9	20,9	19,2			
A10	2,0	11,6			
A11	2,0	9,0			
A28	5,0	6,3			
A29	7,0	4,9			
Aw31	7,0	5,4			
Aw32	11,6	5,0			
B5	25,6	13,5			
B7	25,6	29,8			
B8	2,0	17,9	7,0	n. s.	0,1
B12	25,6	23,2			
B13	7,0	6,8			
B14	9,3	3,3			
B15	23,2	11,3			
B17	13,9	7,5			
B18	5,0	8,0			
Bw22	5,0	3,4			
B27	11,6	6,9			
Bw35	13,9	16,9			
B40	13,9	12,6			
Bw47	13,9	0,9	53,2	0,001	18,3

[a] Der Signifikanzwert P wurde durch Multiplikation mit der Zahl der pro HLA-Genort untersuchten Allele korrigiert

von 2,8. Der R.R.-Wert ist eine dimensionslose Zahl, die zum Ausdruck bringt, um wieviele Male häufiger eine Person mit dem entsprechenden Merkmal das Risiko hat, an der betreffenden Krankheit zu leiden, als eine Person, die dieses Merkmal nicht besitzt.

Zwei auffallende Verschiebungen für Antigenhäufigkeiten am HLA-B-Genort betreffen das B8- und Bw47-Antigen. Während HLA-B8 bei der Kontrollgruppe in einer Frequenz von 17,9% gefunden wurde, war nur einer der getesteten CNH-Patienten (= 2%) HLA-B8-positiv. Diese negative Assoziation ist jedoch mit einem X^2-Wert von 7,0 nicht statistisch signifikant. Der zugehörige R. R.-Wert von 0,1 zeigt an, daß *HLA-B8 ein für das CNH „protektives" Antigen* darstellt.

Im Gegensatz dazu ergab sich für *HLA-Bw47* mit einer Frequenz von 13,9% in der Patientengruppe gegenüber 0,9%

in der Normalpopulation eine hochsignifikante Assoziation mit einem R. R.-Wert von 18,3. Diese Befunde stehen im Einklang mit denen der oben erwähnten Internationalen Studie [8] und denen anderer Autoren [42]. Bei Hinzuziehung eigener und publizierter HLA-C- und HLA-DR-Typisierungsbefunde erscheint die *Allelenkombination A3, Bw47, Cw6, DR7 als der klassische CNH-assoziierte HLA-Haplotyp* [8].

AGS-assoziierter HLA-Haplotyp

Biochemischer CNH-Heterozygotentest und HLA-Segregation. Aufgrund der mit ca. 2% geringen Rekombinationsfrequenz zwischen HLA-B- und dem 21-Hydroxylasedefektgen *kann die HLA-Typisierung zur Identifizierung von heterozygoten Trägern des Defektgens* innerhalb einer Familie *eingesetzt werden.* Der biochemische Heterozygoten-Test (ACTH-Stimulation und nachfolgende 17-Hydroxyprogesteron (17-OH-P) Bestimmung im Blutplasma) ist nach den Daten der Internationalen Studie und anderer [2, 8, 20] in seinen Ergebnissen hochgradig mit den HLA-Typisierungsbefunden korreliert. Tabelle 6.3 zeigt die Beziehung zwischen der Identifizierung von heterozygoten Trägern mit Hilfe der HLA-Segregation und dem biochemischen Heterozygoten-Test, wobei 17-OH-P-Plasmaspiegel über 250 ng/dl bei Männern bzw. 200 ng/dl bei Frauen (Dexamethasonsuppression) als Hinweis für eine heterozygote 21-Hydroxylasedefizienz gewertet wurden. Es zeigte sich ein auf dem 0,0025 Niveau signifikante Korrelation, wobei jedoch in 4 von 26 Fällen ($=15,6\%$) reproduzierbar „falsch negative" Befunde mit dem biochemischen Heterozygotentest erhoben wurden. Diese Diskrepanz liegt über der 2%igen Rekombinationsfrequenz zwischen HLA-B und CNH, so daß diese „falsch-negativen" Resultate nicht durch mögliche Rekombinationen erklärt werden können. Die *Treffergenauigkeit* einer HLA-Segregationsanalyse liegt somit über dem z. Zt. üblichen biochemischen Heterozygotentest, wobei einschränkend gesagt werden

Sicherheit des Heterozygotentests

Tabelle 6.3. Korrelation zwischen biochemischem Heterozygotentest (HZT) und HLA-Typisierung bei direkten Verwandten (n = 26) von CNH-Patienten

	HZT +	HZT −
HLA +	15	4
HLA −	0	7

p = 0,0025 (Fisher Exact Test)

muß, daß die HLA-Segregation obligat die Kenntnis der HLA-Haplotypen eines CNH-Patienten innerhalb der betreffenden Familie verlangt.

Late onset-CNH und HLA-Segregation und -Assoziation. Die vergleichsweise seltenen, sog. „milden Formen" des CNH mit z. T. erst postpubertalem Auftreten einer Virilisierung oder völligem Fehlen klinischer Zeichen einer 21-Hydroxylasedefizienz bereiten dem Endokrinologen Schwierigkeiten in der Zuordnung zu den klassischen CNH-Formen. Im Zuge der immer stärker intensivierten HLA-Studien bei CNH-Familien wurden auch diese kryptogenen Formen untersucht [8, 32, 42]. Es zeigte sich, daß diese Variante ein ganz charakteristisches HLA-Muster mit der Allelenkombination Aw33, B14, Cw8, DR1 aufweist. Dieses Muster unterscheidet sich eindeutig von der genannten HLA-Konstellation A3, Bw47, Cw6, DR7 beim klassischen CNH. Die von Levine et al. [26] durchgeführten Familienstudien bei der kryptogenen CNH-Variante lassen keinen Zweifel, daß es sich hier ebenfalls um einen *eng mit dem HLA-Komplex gekoppelt vererbten Enzymdefekt* handelt.

Mögliche Allelenkombinationen

Es wurde von dieser Arbeitsgruppe die Arbeitshypothese entwickelt, daß neben dem klassischen 21-Hydroxylasedefektgen (21-OH-Def) eine allotypische Variante als kryptogenes 21-Hydroxylasedefektgen (21-OH-Krypt) existiert. Somit ergeben sich folgende 3 Allelenkombinationen: 21-OH-Def/21-OH-Def; 21-OH-Def/21-OH-Krypt; 21-OH-Krypt/21-OH-Krypt. Homozygote Träger des klassischen Defektgens wären die typischen CNH-Patienten, Träger des klassischen und kryptogene Defektgens wären die Late-onset-CNH-Patienten und Personen homozygot für das kryptogene Defektgen m. E. phänotypisch gesund und nur anhand von biochemischen Provokationstesten als 21-Hydroxylase-defizient auszumachen.

Pränatale CNH-Diagnostik mit Hilfe der HLA-Typisierung. Nachdem *an kultivierten Amnionzellen* das HLA-Antigenmuster des Feten bestimmt werden kann und die Rekombinationsfrequenz zwischen HLA-B und CNH bei nur ca. 2% liegt, lag es nahe, mit Hilfe der HLA-Typisierung eine pränatale CNH-Diagnose durchzuführen. Voraussetzung für diese Untersuchung ist, daß in der betreffenden Familie ein leibliches Kind mit CNH bereits vorhanden ist. Die HLA-Typisierung der Eltern und des Propositus erlauben dann eine Festlegung der HLA-Haplotypen als Träger der Defektgene.

Obwohl nach unseren Erfahrungen und denen anderer [5, 41, 43] die für eine pränatale Diagnostik erforderliche *präzise Festlegung des HLA-Phänotypen an Amnionzellen zuweilen schwierig und manchmal unmöglich* ist (schwache HLA-Antigenexpression wohl aufgrund der notwendigen Trypsinierung der Amnionzellkulturen, Beimengung von bereits toten Amnionzellen vor Durchführung des HLA-Tests) ist es in der Tat möglich, anhand des HLA-Typisierungsergebnisses von kultivierten Amnionzellen mit großer Treffsicherheit ein CNH bei dem Feten auszuschließen bzw. festzulegen.

Abbildung 6.3 zeigt ein Beispiel der pränatalen CNH-Diagnostik, die in Zusammenarbeit mit Prof. Dr. E. Passarge, Institut für Humangenetik, Universitätsklinikum Essen, durchgeführt wurde. Durch die HLA-Typisierung der Eltern, des an CNH erkrankten Sohnes, des Bruders des Vaters und der Cousine der Mutter konnten die 21-Hydroxylase-defizienten HLA-Haplotypen A3, Bw47, C- (väterlicherseits) und A2, B15, Cw3 (mütterlicherseits) festgelegt werden. An den

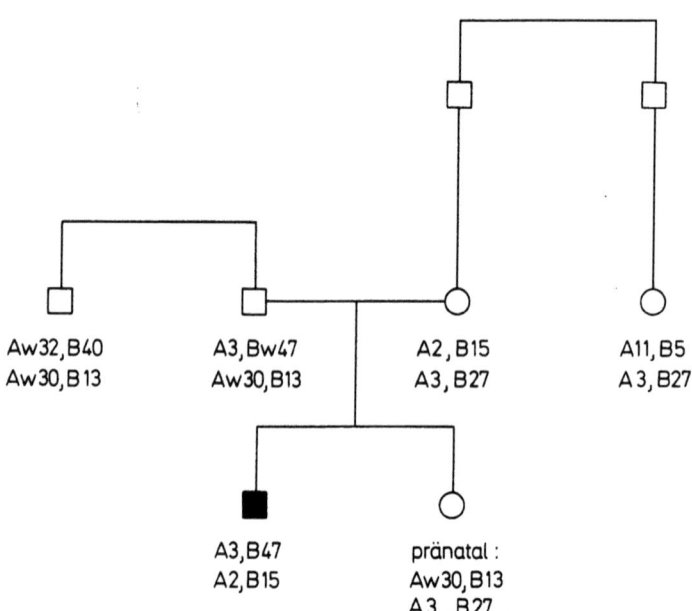

Abb. 6.3. Pränatale Diagnostik des CNH durch HLA-Typisierung von kultivierten Amnionzellen

kultivierten Amnionzellen des weiblichen Feten konnten die alternativen elterlichen HLA-Haplotypen nachgewiesen werden, so daß die Wahrscheinlichkeit eines CNH als äußerst gering eingestuft wurde. Die Mutter wurde von einem gesunden Mädchen entbunden und die HLA-Typisierung an Lymphozyten aus dem Nabelschnurvenenblut bestätigte den pränatal erkannten HLA-Phänotyp des Mädchens.
Es bleibt jedoch fragwürdig, ob sich die HLA-Typisierung von kultivierten Amnionzellen zur pränatalen CNH-Diagnostik als anerkannter Test bewähren wird, da mit dem HLA-Test sui generis das eigentliche Defektgen nicht erkannt werden kann [10]. Die Methode der Wahl ist der biochemische Nachweis des Enzymdefekts in der Amnionflüssigkeit. Dies ist offensichtlich durch die Untersuchungen der letzten Jahre möglich, indem 17-OH-P-Bestimmungen während der 15.– 20. Schwangerschaftswoche durchgeführt wurden [33, 35, 50]. In dieser Schwangerschaftsperiode ist eine Diskriminierung der 21-Hydroxylase-homozygot-defekten Feten von heterozygoten und gesunden Feten vorhanden.

Zusammenfassung. Die hier dargelegte enge genetische Beziehung zwischen dem CNH bedingt durch die 21-Hydroxylasedefizienz, der Ausschluß der 11 β- und 17 α-Hydroxylasedefizienz von einer HLA-Kopplung stellen möglicherweise den Beginn einer neuen Ära in der biochemischen und genetischen Analyse des CNH-Formenkreises dar. Neben dem erstaunlichen Befund, daß *ein Schlüsselenzym für die Steroidbiosynthese* genetisch zentral *im* immunregulatorisch so bedeutsamen **HLA-Komplement-Genen-Cluster lokalisiert** ist, ergeben sich aus dem Nachweis, daß die kryptogene Variante der 21-Hydroxylasedefizienz ebenfalls HLA-gekoppelt vererbt wird, neue Interpretationsmöglichkeiten zur bekannten Heterogenität des CNH-Krankheitsphänotyps. Levine et al. [26] entwickeln hierzu das Konzept eines Allelismus für die für die „klassische" 21-Hydroxylasedefizienz und die „Late-onset"- bzw. kryptogene 21-Hydroxylasedefizienz. Ausgespart bleibt in diesem Konzept jedoch das „klassische" CNH mit und ohne Salzverlustsyndrom, wo Bartter et al. [1] schon 1968 unterschiedliche Defekte für 21-Hydroxylasen mit verschiedener Substratspezifität postuliert hat. Die aufgrund der HLA-Rekombinationsbefunde in CNH-Familien überzeugenden Hinweise für 2 distinkte 21-Hydroxylasedefektgenorte innerhalb der HLA-Region lassen vermuten, daß hier u. U.

das genetische Substrat für die von Bartter entwickelte Hypothese gefunden wurde. Falls an beiden 21-Hydroxylasegenorten analog zu den HLA- und Komplementgenorten ein Polymorphismus mit multipler Allelie besteht, ließe sich die beobachtete Heterogenität des CNH als Ergebnis individuell unterschiedlicher Allelenkombinationen an beiden 21-Hydroxylasegenorten erklären.

6.2.2 Salzverlustsyndrom (SVS)

Schon lange wird diskutiert, ob das in etwa 30% der Fälle mit C-21-OHasemangel auftretende SVS eine fast vollständig fehlende Hydroxylierungsaktivität bedeutet, oder ob 2 verschiedene C-21-Hydroxylasen für den Syntheseweg Richtung Kortisol und denjenigen Richtung Kortikosteron-Aldosteron anzunehmen sind. Murtaza et al. [34] fanden, daß die HLA-Linkage bei C-21-virCNH mit und ohne SVS gleich verteilt ist, und diskutieren in diesem Zusammenhang die Existenz zweier alleler Gene für den C-21-Hydroxylasemangel. Eine Störung der Elektrolytbalance, erkennbar an einer erhöhten Plasmareninaktivität [9, 12, 17, 19], auch bei Patienten ohne entsprechende klinische Erscheinungen, spricht für die Interpretation, daß das *SVS Ausdruck einer hochgradigen enzymatischen Insuffizienz* ist. Das Konzept des Allelismus (s. 6.2.1) auch im Sinne verschiedener Intensitätsformen des Enzymdefekts angewandt, bietet für die Heterogenität als Ausdruck verschiedener Allelenkombinationen eine mögliche Erklärung.

6.3 Klinik und Diagnostik

Im klinisch-diagnostischen Bereich sind 4 Fragenkomplexe aktuell:

1. Wie machen sich Schwachformen des Enzymdefekts bemerkbar?
2. Wann liegt bei virCNH eine behandlungsbedürftige Elektrolytstörung vor?
3. Welche endokrinologischen Möglichkeiten gibt es im Sinne eines Heterozygotentests und der antenatalen Diagnostik?
4. Welche Parameter sind für die Diagnose am besten geeignet?

6.3.1 Schwachformen des C-21-Hydroxylasemangels (Mini-AGS, Late-onset-AGS)

Erste Zeichen einer **moderaten Androgenaktivität** treten im Alter von etwa 8–10 Jahren auf. Das klinische Bild erinnert am ehesten an eine *prämature Adrenarche;* dazu paßt auch der meist geringe Skelettalterprogreß. Die Pubertät kann zögernd einsetzen, der Reifungsfortschritt bleibt jedoch gering (androgenbedingte Hemmung einer adäquaten Gonadotropinproduktion). Nach richtiger Diagnose und Kortisolsubstitution beobachteten wir in einem eigenen Fall eine sich rasch und regelhaft fortsetzende Pubertätsentwicklung (Stolecke, nicht publizierte Daten).

Gelegentlich kann die pubertäre Reifung auch spontan unauffällig verlaufen. Erst Untersuchungen zur Infertilität oder hinsichtlich milder Hirsutismusformen ergeben einen leichten enzymatischen Defekt [3, 26], s. auch S. 101.

6.3.2 Behandlungsbedürftige Elektrolytstörung

Murtaza et al. [34] wählte in seiner Publikation den Untertitel „Are we detecting male salt-losers?" Ausgelöst wurde diese Frage durch den überwiegenden Anteil des weiblichen Geschlechts im Krankengut der Autoren (14 von 19 Kindern mit SVS). Sie weisen auf die Gefahr hin, daß eine adrenale Salzverlustkrise beim jungen männlichen Säugling unerkannt bleibt und zum Tode führt. Weniger gravierende Fälle bleiben ebenfalls unerkannt, da sich die Toleranzbreite im Salz-Wasser-Haushalt mit zunehmendem Alter verbessert. Die *Messung der Plasmareninaktivität* ist in diesem Zusammenhang essentiell geworden (s. auch 6.3.4).

6.3.3 Ergebnisse endokrinologischer Untersuchungen zur Erfassung heterozygoter Merkmalsträger

Die endokrinologische Diagnostik der C-21-Hydroxylaseheterozygotie basiert auf der *Messung des 17 α-OH-Progesteron nach ACTH-Stimulation.* Knorr et al. [21] geben die obere Grenze für den 17-OH-P-Wert bei Heterozygoten mit 200 ng/dl an (ACTH-Stimulation nach Gabe von 1,5 mg Dexamethason am Vorabend). Mit dieser Grenzziehung werden 54% der heterozygoten Väter und 100% der heterozygoten Mütter erfaßt.

Mauseth et al. [30] untersuchten 9 Familien mit mindestens einem an virCNH vom 21-Hydroxylasemangeltyp manifest erkrankten Mitglied. Der 17-Hydroxyprogesteron-Response nach ACTH wurde mit dem Ergebnis der HLA-Typisierung verglichen. Es fand sich eine Übereinstimmung im Sinne einer diagnostizierten Heterozygotie in 79% der Fälle. Dies entspricht auch den Erfahrungen anderer Gruppen und einer internationalen Studie (s. 6.2.1).

6.3.4 Endokrinologische Parameter bei antenataler Diagnostik

Auch für die antenatale Diagnostik erscheint die Bestimmung des *17-Hydroxyprogesteron* [10, 33, 35, 50] bzw. des *11-Desoxycortisol aus dem Fruchtwasser* brauchbar zu sein. Schumert et al. [47] beobachteten 2 Schwangerschaften mit Kindern, die eine virCNH vom 11-Hydroxylasemangeltyp hatten. Am Geburtstermin waren die Konzentration des C-11-Desoxycortisol im Fruchtwasser 163- bzw. 77fach über die Norm erhöht. Auch *im mütterlichen Blut* wurden *erhöhte Spiegel des C-11-Desoxycortisol* gemessen. Die Autoren nehmen an, daß diese Erhöhung durch plazentare Passage des vom Feten ins Fruchtwasser ausgeschiedenen unkonjugierten 11-Desoxycortisol zustande gekommen ist.

6.3.5 Diagnostisch relevante Parameter

Entsteht bei der klinischen Untersuchung (vorzeitige Geschlechtsentwicklung, intersexuelle Fehlbildung der Genitale, auffällig rasches Längenwachstum, bei jungen Säuglingen evtl. Erbrechen und rasche Exsikkose, SVS) der Verdacht auf eine virCNH, werden folgende Untersuchungen durchgeführt:

1. Kerngeschlechtsbestimmung/Chromosomenanalyse,
2. Ionogramm,
3. Steroidanalysen,
4. Bestimmung der Plasmareninaktivität,

5. Skelettalterbestimmung,
6. bei Mädchen: Genitographie,
7. HLA-Typisierung unter Einschluß der Familienmitglieder bei endokrinologisch nachgewiesenem C-21-Hydroxylasemangel.

Die Untersuchungen entsprechend 1–4 sind in jedem Fall indiziert, damit die Diagnose zweifelsfrei bestätigt oder ausgeschlossen werden kann. Die *Chromosomenanalyse* ergibt in der Regel einen normal männlichen oder weiblichen Karyotyp. Bei Säuglingen mit akutem SVS findet man im *Ionogramm eine Hyperkaliämie, während Na^{++} und Cl^- erniedrigt sind (DD: Pylorusstenose: $K^{++}\downarrow$, $Na^+\downarrow$, $Cl^+\downarrow$).*
Steroidanalytisch ist für die Diagnose des C-21-Hydroxylasemangels die **Bestimmung des 17α-Hydroxyprogesteron** (17-OH-P) die Methode der Wahl, wie dies in der Literatur vielfach dargestellt wurde. Eine Literaturübersicht und eigene Ergebnisse geben von Schnakenburg et al. [46]. Entsprechende Untersuchungen aus jüngster Zeit stammen von Giusti et al. [11] und von Petersen et al. [40]. In allen Arbeiten wird bestätigt, daß bei virCNH vom C-21-Hydroxylasetyp der Anstieg des 17-OH-P-Basalwerts über die Norm (>100 ng/dl vor, > 200 ng/dl nach der Pubertät) um ein Vielfaches typisch ist. Oft können Werte mit Erhöhung um 1–2 Zehnerpotenzen gemessen werden.
Steroidanalysen aus einem 24-h-Harn (gaschromatographische Bestimmung von **Pregnantriol** und **Pregnantriolon**) sind ebenfalls geeignet. Die Messung der 17-Ketosteroide oder anderer Steroidgruppen ist heute für die Diagnostik nicht mehr adäquat.
Auch erhöhte Plasmaspiegel von *Δ-4-Androstendion* und von **Testosteron** sind diagnostisch verwertbar. Sie haben aber eine größere Bedeutung für die Verlaufskontrolle (s. 6.5).
Die Plasmareninaktivität (PRA, Bestimmung mittels Radioimmunoassay) ist für die Diagnostik einer Elektrolytstörung, die bei den virilisierenden Formen ja nur bei C-21-Hydroxylasedefekt vorkommt, ***der sensibelste Parameter.*** Hughes und Winter wiesen darauf hin, daß die PRA bereits vor klinischen Zeichen eines SVS erhöht gemessen werden kann [18]. Erhöhte PRA-Werte bei klinisch fehlendem oder „stabilisiertem" Salzverlust haben in jüngster Zeit die Indikation, mit Mineralokortikoiden zusätzlich zu behandeln, erweitert (s. 6.4).

Bei Patienten mit dem seltenen *C-11-Hydroxylasemangel* ist die *Bestimmung des 11-Desoxycortisol* bzw. des für die Hypertonie verantwortlichen *11-Desoxycorticosterons* diagnostisch beweisend. Auch diese Hormone sind in einem spezifischen RIA zu messen. *Im Harn* sind v. a. *Tetrahydro-11-Desoxycortisol* (= TSH), weniger deutlich Pregnantriol erhöht und evtl. Pregnantriolon in geringer Menge nachweisbar. Spezielle Beispiele geben Zachmann et al. [53] und Gregory u. Gardner [13].

6.4 Therapie mit Mineralokortikoiden

Über die Grundsätze und Einzelheiten der Behandlung der kongenitalen Nebennierenhyperplasie sei auf eine neue eigene Darstellung verwiesen [48]. Hier sollten lediglich die neuen Gesichtspunkte zur Behandlung mit Mineralokortikoiden, die zusätzlich zu der Hydrokortisontherapie gegen werden müssen, angesprochen werden.

Edwin et al. [9] stellten fest, daß die Intensität des C-21-Hydroxylasemangels keine altersabhängige Änderung zeigt bzw. bei erwachsenen Patienten unverändert nachweisbar bleibt. Die Autoren fanden in Übereinstimmung mit anderen Arbeiten normale integrierte Plasmakonzentrationen von Aldosteron (Bestimmung im 24-h-Plasmapool, Literatur s. bei [16, 23, 24]), die *nicht* bedeuten, daß sich der Salz-Wasser-Haushalt in optimaler Balance befände. Sie maßen methodisch gleichartig die integrierte PRA, die bei Patienten mit der Salzverlustform des C-21-Hydroxylasemangels gegenüber Kontrollen signifikant erhöht war (erniedrige Ratio, integrierte Aldosteron-Konzentration: integrierte PRA). Die normalen Aldosteronwerte entstehen offenbar durch einen Kompensationsmechanismus, der in einer Verkleinerung des Plasmavolumens und einer Erhöhung der PRA besteht.

In gleichem Sinne kommen Hughes et al. [19] anhand von Bestimmungen des 17-OH-P, der PRA und der Natriumausscheidung nach Natriumrestriktion zu dem Schluß, daß auch bei fehlender Symptomatik Patienten mit virCNH und „ehemaligem" SVS kontinuierlich mit Mineralokortikoiden zusätzlich zur Hydrokortisonmedikation behandelt werden müssen. Horner et al. [17] betonen diese Konsequenz und weisen darauf hin, daß das Renin-Angiotensin-System offenbar alle Zonen der Nebennierenrinde stimulieren kann und auf diese Weise bei Patienten mit kaschiertem oder „kompensiertem" SVS ohne Mineralokortikoidgabe eine ähnlich schlechte hormonale Situation entsteht wie bei unzureichender ACTH-Suppression. Dieser Mechanismus erklärt ungünstige Verläufe bei adäquater Hydrokortisondosis.

In einem „marginal comment" wird von Winter [52] demzufolge empfohlen, bei allen Patienten, bei denen die **Plasmareninaktivität erhöht** gefunden wird, eine *Normalisierung* der Werte durch zusätzliche Substitution *mit 9 α-Fluorohydrocortison* zu erreichen. Die Dosis liegt bei 0,15–0,20 mg/Tag bei Säuglingen und bei 0,05–0,30 mg/Tag bei älteren Kindern.

6.5 Verlaufskontrolle

Als Langzeitparameter gelten eine normale Wachstumsrate [6] und ein altersgerechter Fortschritt der Skelettreifung

$$\left(\frac{\triangle \text{ chronologisches Alter}}{\triangle \text{ Skelettalter}} = 1\right)$$

als Beweis einer optimalen hormonalen Kontrolle. Dieses Ergebnis ist jedoch nur zu erreichen, wenn die Therapie mit Kortisol und ggf. Fluorokortisol (s. 64) regelmäßig und in Abhängigkeit vom Verlauf, mindestens aber 2 mal jährlich, kontrolliert wird. Laborchemisch eignen sich dazu besonders:
1. 17-Hydroxyprogesteron: Soll: < 200 ng/dl; Bestimmung zwischen 8^{00} und 10^{00} vormittags; Cave Kortisolüberdosierung bei Werten < 50 ng/dl,
2. PRA: Soll: Werte im Normbereich (1–4 ng/ml/Std. nach 15 min liegen),
3. $\triangle$-4-Androstendion: Soll: < 50 ng/dl vor der Pubertät; < 200 ng/dl im Pubertätsstadium I-III und < 300 ng/dl im Pubertätsstadium IV-V; kein Geschlechtsunterschied [4, 22].

6.6 Sonstiges

1. Congenital adrenal hyperplasia presenting with posterior labial fusion without clitoromegaly [29].
2. Adrenocortical tumor in a patient with congenital adrenal hyperplasia due to 21 hydroxylase deficiency [38].
3. Congenital adrenal hyperplasia associated with a balanced 13–18 translocation [39].

Literatur

1. Bartter FC, Henkin RI, Bryan GT (1968) Aldosterone hypersecretion on ‚non-salt-losing' cogenital andrenal hyperplasia. J Clin Invest 47: 1742
2. Bidlingmaier F, Weil J, Grosse-Wilde H, Albert E, Scholz S, Knorr D (1980) Biochemischer Test und HLA-Typisierung zur Erkennung der heterozygoten Genträger für das kongenitale adrenogenitale Syndrom (AGS). In: Spranger J, Tolksdorf M (Hrsg) Klinische Genetik in der Pädiatrie. Thieme, Stuttgart, S 215
3. Blankstein J, Faiman C, Reyes FI, Schoreder ML, Winter JSD (1980) Adult-onset familial adrenal 21-hydroxylase deficiency. Am J Med 68: 441
4. Cavallo A, Corn C, Bryan GT, Meyer III WJ (1971) The use of plasma androstendione in monitoring therapy of patients with congenital adrenal hyperplasia J Pediatr 95: 33
5. Couillin P, Nicolas H, Boué J, Boué A (1979) HLA typing of amniotic-fluid cells applied to prenatal diagnosis of congenital adrenal hyperplasia. Lancet I: 1076
6. Duck SC (1980) Acceptable linear growth in congenital adrenal hyperplasia. J Pediatr 97: 93
7. Dupont B, Oberfield SE, Smithwick EM, Lee TD, Levine LS (1977) Close genetic linkage between HLA and congenital adrenal hyperplasia (21-hydroxylase deficiency). Lancet II: 1309
8. Dupont B, Pollack MS, Levine LS, O'Neill GJ, Hawkins BR, New MI (1980) Joint report: Congenital adrenal hyperplasia. In: Terasaki PJ (ed) Histocompatibility testing. UCLA Tissue Typing Lab., Los Angeles, p 693
9. Edwin C, Lanes R, Migeon CJ, Lee PA, Plotnick LP, Kowarski AA (1979) Persistence of the enzymatic block in adolescent patients with salt losing congenital adrenal hyperplasia. J Pediatr 95: 524
10. Forest MG, Bétuel H, Couillin P, Boué A (1981) Prenatal diagnosis of congenital adrenal hyperplasia (CAH) due to 21-hydroxylase deficiency by steroid analysis in the amniotic fluid of mid-pregnancy: Comparison with HLA typing in 17 pregnancies at risk for CAH. Prenatal Diagn 1: 197
11. Giusti G, Mannelli M, Forti G et al. (1978) Plasma steroid values in congenital adrenocortical hyperplasia. In: James VHT, Serio M, Giusti G, Martini L (eds) The endocrine function of the human adrenal cortex. Academic Press, London, p 271
12. Grant DB, Dillon MJ, Atherden SM, Levinsky RJ (1977) Congenital adrenal hyperplasia: Renin and steroid values during treatment. Eur J Pediatr 126: 89
13. Gregory T, Gardner LI (1976) Hypertensive virilizing adrenal hyperplasia with minimal impairment of synthetic route to cortisol. J Clin Endocrinol Metab 43: 769
14. Grosse-Wilde H (1977) Genetik des HLA-D Systems und seine Beziehung zu Krankheiten. Habilitationsschrift Ludwig-Maximilians-Universität, S 57
15. Grosse-Wilde H, Weil J, Albert E, Scholz S, Bidlingmaier F, Sippel WG, Knorr D (1979) Genetic linkage studies between congenital andrenal hyperplasia and the HLA blood group system. Immunogenetics 8: 41
16. Gutai JP, Meyer WJ, Kowarski AA et al. (1977) Twenty-four hours

integrated concentrations of progesterone, 17-hydroxyprogesteron and cortisol in normal male subjects. J Clin Endocrinol Metab 44: 116
17. Horner JM, Hintz RL, Luetscher JA (1979) The role of renin and angiotensin in salt-losing. 21-hydroxylasedeficient congenital adrenal hyperplasia. J Clin Endocrinol Metab 48: 776
18. Hughes IA, Winter JSD (1977) Early diagnosis of saltlosing congenital adrenal hyperplasia in a newborn boy. Can Med Assoc J 117: 363
19. Hughes IA, Wilton A, Lole CA, Gray OP (1979) Continuing need for mineralocorticoid therapy in salt-losing congenital adrenal hyperplasia. Arch Dis Child 54: 350
20. Knorr D, Bidlingmaier F, Butenandt O, Schnakenburg K von, Wagner W (1975) A test for heterozygosity in congenital adrenal hyperplasia. Pediatr Res 9: 681
21. Knorr D, Bidlingmeier F, Butenandt O, Sipell WG, Weil J (1978) Progress in testing for heterocygosity in congenital adrenal hyperplasia (CAH). Pediatr Res 12: 1100
22. Korth-Schutz S, Virdis R, Saenger P, Chow DM, Levine SL, New MI (1978) Serum androgens as a continuing index of adequacy of treatment of congenital adrenal hyperplasia. J Clin Endocrinol Metab 46: 452
23. Kowarski AA, De Lacerda L, Migeon CJ (1975) Integrated concentration of plasma aldosterone in normal subjects: Correlation with cortisol. J Clin Endocrinol Metab 40: 205
24. Kowarski AA, Edwin CM, Akesoda AA et al. (1978) The integrated concentrations of plasma renin activity and aldosterone in hypertension. Johns Hopkins Med J 142: 35
25. Lachmann PJ, Hobart MJ (1978) Complement genetics in relation to HLA. In: Bodmer WF (ed) The HLA-system. Br Med Bull 34: 247
26. Levine LS, Dupont B, Lorenzen F et al. (1980) Cryptic 21-hydroxylase deficiency in families of patients with classical congenital adrenal hyperplasia. J Clin Endocrinol Metab 51: 1316
27. Lorenzen F, Pang S, New MI, Dupont B, Pollack M, Chow DM, Levine LS (1979) Hormonal phenotyp and HLA-genotype in families of patients with congenital adrenal hyperplasia (C-21-hydroxylasedeficiency). Pediatr Res 13: 1356
28. Mantero F, Scaroni C, Pasini CV, Fagiolo U (1980) No linkage between HLA and congenital adrenal hyperplasia due to 17-α-hydroxylase deficiency. N Engl J Med 303: 530
29. Marshall WN, Jr, Lightner ES (1980) Congenital adrenal hyperplasia presenting with posterior labial fusion without clitoromegaly. Pediatrics 66: 312
30. Mauseth RS, Hansen JA, Smith EK (1980) Detection of heterozygotes for congenital adrenal hyperplasia: 21-Hydroxylase-deficiency – a comparison on HLA-typing and 17-OH-progesterone response to ACTH infusion. J Pediatr 97: 749
31. McDevitt HO (1980) The role of H-2 I region genes in regulation of the immune response. In: Fougereau M, Dausset J (eds) Immunology 80 progress in immunology, vol IV. Academic Press, London, p 503
32. Migeon CJ, Rosenwaks Z, Lee PA, Urban MD, Bias WB (1980) The attenuated form of congenital adrenal hyperplasia as an allelic form of 21-hydroxylase deficiency. J Clin Endocrinol Metab 51: 647
33. Milunsky A, Tulchinsky D (1977) Prenatal diagnosis of congenital adrenal hyperplasis due to 21-hydroxylase deficiency. Pediatrics 59: 768

34. Murtaza L, Sibert JR, Hughes I, Balfour IC (1980) Congenital adrenal hyperplasia – a clinical and genetic survey (Are we detecting male salt-losers?) Arch Dis Child 55: 622
35. Nagamani M, McDonough PG, Ellegood JO, Mahesh UB (1978) Maternal and amniotic fluid 17-alpha-hydroxyprogesterone levels during pregnancy: Diagnosis of congenital adrenal hyperplasia in utero. Am J Obstet Gynecol 130: 791
36. New MI, Levine LS (1973) Congenital adrenal hyperplasia. In: Harris H, Hirschhorn K (eds) Advances in human genetics. Plenum, New York, p 251
37. Nomenclature for factors of the HLA system 1980. In: Terasaki PJ (ed) Histocompatibility testing 1980. UCLA Tissue Typing Lab, Los Angeles, p 18
38. Pang S, Becker D, Cotelingam J et al. (1981) Adrenocortical tumour in a patient with congenital adrenal hyperplasia due to C 21-hydroxylase deficiency. Pediatrics 68: 242
39. Petersen F, Knudsen FU, Mikkelsen NM (1980) Congenital adrenal hyperplasia associated with a balanced 13–18 translocation. Eur J Pediatr 133: 283
40. Peterson KE, Christensen T (1979) 17-Hydroxyprogesterone in normal children and congenital adrenal hyperplasia. Measurement in serum by radioimmunoassay after thin-layer chromatography. Acta Paediatr Scand 68: 205–211
41. Pollack MS, Levine LS, Pang S et al. (1979) Prenatal diagnosis of congenital adrenal hyperplasia (21-hydroxylase deficiency) by HLA typing. Lancet I: 1107
42. Pollack MS, Levine L, Zachmann M, Prader A, New M, Oberfield S, Dupont B (1979) Possible genetic linkage disequilibrium between HLA and the 21-hydroxylase deficiency gene (congenital adrenal hyperplasia). Transplant Proc 11: 1315
43. Pollack MS, Heagny SD, Braun D Jr, O'Neill GJ (1981) Technical and theoretical considerations in the HLA typing of amniotic fluid cells for prenatal diagnosis and perternity testing. Prenatal Diagn 1: 183
44. Price DA, Klouda PT, Harris R (1978) HLA and congenital andrenal hyperplasia. Lancet I: 930
45. Rittner C (1976) Genetic loci of components of the classical and alternate pathway of complement activation: A new dimension of the immunogenetic linkage group (HLA) on chromosome 6 in man. Hum Genet 35: 1
46. Schnakenburg K von, Bidlingmeier F, Knorr D (1980) 17-hydroxyprogesterone, androstendione and testosterone in normal children and in prepubertal patients with congenital adrenal hyperplasia. Eur J Pediatr 133: 159
47. Schumert Z, Rosenmann A, Landau H, Rösler A (1980) 11-deoxycortisol in amniotic fluid: prenatal diagnosis of congenital adrenal hyperplasia due to 11-Beta-hydroxylase deficiency. Clin Endocrinol 12/3: 257
48. Stolecke H (1982) Congenitale Nebennierenrindenhyperplasie. In: Stolecke H (Hrsg) Endokrinologie des Kindes- und Jugendalters. Springer, Berlin Heidelberg New York
49. Svejgaard A, Morling N, Platz P, Ryder LP, Thomsen M (1980) HLA and disease. In: Fougereau M, Dausset J (eds) Immunology 80 progress in immunology, vol IV. Academic Press, London, p 530

50. Warsos SL, Larsen JW, Kent SG, Rosenbaum KN, August GP, Migeon CJ, Schulman JP (1980) Prenatal diagnosis of congenital adrenal hyperplasia. Obstet Gynecol 55: 751
51. Weitkamp LR, Bryson M, Bacon CE (1978) HLA and congenital adrenal hyperplasia. Linkage confirmed. Lancet I: 931
52. Winter JSD (1980) Marginal comment: Current approaches to the treatment of congenital adrenal hyperplasia. J Pediatr 97: 81
53. Zachmann M, Vollmin JA, New MI, Curtius HC, Prader A (1971) Congenital adrenal hyperplasia due to deficiency of 11-hydroxylation of 17 hydroxylated steroids. J Clin Endocrinol Metab 33: 501
54. Zappacosta S, Felice M de, Minozzi M, Lombardi G, Valentino R, Vanacore G (1978) HLA and congenital adrenal hyperplasia. Lancet I: 524
55. Zinkernagel RM (1981) Recent advances in cellular immunity of infectious disease. In: Kuwert EK, Viktor TJ, Koprowski H (eds) Cell culture rabies vaccines and their protective effect in man. International Green Cross, Geneva, p 103

7 Neue Aspekte zur embryonalen männlichen Geschlechtsentwicklung

H. Stolecke, referiert nach E. Passarge

7.1 Vorbemerkungen

Der vorliegende Abschnitt referiert einen Teil des Kapitels „Intersexualität", das E. Passarge für das Buch *Endokrinologie des Kindes- und Jugendalters* [10a], das vom Referenten herausgegeben wurde, verfaßt hat.

7.2 Genetische und endokrinologische Fakten

Es ist schon klassisches Wissensgut, daß das genetische Geschlecht bereits in der Zygote festgelegt ist: Aus der zunächst undifferenzierten Gonade entwickelt sich bei einem Karyotyp 46,XX ein Ovar, Testes bilden sich, wenn jeweils ein normales X- und Y-Chromosom (Karyotyp 46,XY) vorliegen. Damit ist auch die Differenzierung der inneren und äußeren Genitalstrukturen vorgegeben [3,4].

Allerdings müssen die männlichen Gonaden bereits fetal einige zeitlich und örtlich aufeinander abgestimmte hormonelle Funktionen entwickeln, damit sich die Wolff-Gänge in die inneren und äußeren männlichen Geschlechtsorgane differenzieren und die nicht hormonell stimulierte Entwicklung der Müller-Gänge, aus denen weibliche Strukturen entstehen, unterdrückt werden.

Diese testikulären Funktionen bestehen in der Bildung von Testosteron und seiner teilweisen Umwandlung in Dihydrotestosteron sowie in der Bildung des sog. Anti-Müllerianhormone (AMH).

Für die Testisentwicklung ist im wesentlichen wohl der kurze Arm des Y-Chromosom (Yp) verantwortlich [3, 15], was von Bühler [1] und Davis [2] dahingehend erweitert wurde, als sie auch dem proximalen Arm (Yq) eine Rolle zuschreiben. Grundlage derartiger Schlüsse sind Untersuchungen bei Patienten mit Strukturanomalien des Y-Chromosoms.

7.3 H-Y-Antigen

Als wichtige neue Erkenntnis in diesem Zusammenhang ergab sich in den letzten Jahren, daß in Abhängigkeit von einem strukturell und funktionell normalem Y-Chromosom ein gonadenspezifisches Zelloberflächenantigen, das sog. H-Y-Antigen, gebildet wird. Es fördert die strukturelle Differenzierung der indifferenten Gonade in tubuläre Strukturen und in die weitere Entwicklung zum Testis [4, 9, 11, 13, 14, 15].

Das H-Y-Antigen wird heute als Genprodukt eines oder mehrerer autosomaler Gene angesehen, die ihrerseits unter Kontrolle von auf dem Y- und X-Chromosom liegenden Genloci stehen. Daß auch auf dem X-Chromosom ein das H-Y-Antigen beeinflussender Genlocus liegt, muß aus der Tatsache gefolgert werden, daß Patientinnen mit nur einem X-Chromosom (45,XO-Karyotyp) schwach H-Y-Antigenpositiv sind (s. auch 1.4; [16]). Y- und X-Chromosomen haben also bei der Kontrolle der H-Y-Antigenproduktion eine gemeinsame Funktion.

7.4 Störungen der männlichen Geschlechtsentwicklung

Störungen der männlichen Geschlechtsentwicklung kommen auf verschiedene Weise zustande:

1. mangelhafte oder fehlende Testosteronproduktion der Leydig-Zellen (testikuläre Dysgenesie),
2. Defekte der Biosynthese des Testosteron,
3. Androgenresistenz der Peripherie,
4. Oviduktpersistenz (Sertoli-Zelldefekt?),
5. Defekte des H-Y-Antigensystems.

Die einzelnen Defekte haben eine jeweils unterschiedliche Pathogenese, führen aber alle zu einer mehr oder weniger deutlichen Intersexualität im Sinne eines männlichen Pseudohermaphroditismus.

Die neuen Erkenntnisse zum H-Y-Antigen sind Anlaß, die Defekte dieses Systems als Ursache einer gestörten Geschlechtsentwicklung beim männlichen Individuum kurz zu erörtern. Klinisch würde jeweils ein „sex reversal", eine Geschlechtsumkehr eintreten, weil Geschlechtschromosomen und H-Y-Antigen oder H-Y-Antigen und Gonaden diskordant sind.

Die Eigenart des auf dem kurzen Arm des X-Chromosom lokalisierten Genlocus für die H-Y-Antigenkontrolle wurde als *Repression* des H-Y-Antigens angegeben [1, 2, 16]: Dieser Genlocus liegt offenbar in einer Region, die der X-chromosomalen Inaktivierung entgeht (Region 2, Band 2.3 → Xp 223; [5, 8, 16]). Man geht also davon aus, daß dem Gen für die Expression des H-Y-Antigens auf dem Y-Chromosom ein Repressorgen auf dem X-Chromosom gegenübersteht und – entsprechend den H-Y-positiven Befunden bei XO-Status – 2 intakte X-Chromosome notwendig sind, um eine vollständige Unterdrückung der H-Y-Antigenexpression zu bewirken.

Wenigstens 4 Gene müssen nach den derzeitigen Vorstellungen für die Funktion des H-Y-Antigensystems angenommen werden [6]:

1. regulierende Gene auf dem Y- und X-Chromosom,
2. ein autosomales Gen für die Struktur des Genprodukts,
3. ein Gen für den gonadenspezifischen Rezeptor.

So kann man folgende genetisch bedingte und den genannten Genen zuzuordnende Störungen des H-Y-Antigensystems diskutieren:

1. Defekte der autosomalen H-Y-Antigenproduktion bei XY-Individuen,
2. Defekt des gonadenspezifischen Rezeptors (X-chromosomal?) oder der X-chromosomalen Induktion,
3. Defekt der Repression des H-Y-Antigens bei XX-Individuen.

7.5 H-Y-Antigen und XY-Gonadendysgenesie

Diese Entität ist auch unter der Bezeichnung „reine Gonadendysgenesie" bekannt. Der Phänotyp dieser Patientinnen ist weiblich, sie haben bilaterale Streak-Gonaden und durchlaufen somit keine pubertäre Reifeentwicklung. Fehlbildungen oder eine Wachstumsstörung wie bei Turner-Syndrom kommen nicht vor. Von besonderer Bedeutung ist das hohe Risiko zur malignen Entartung der Gonadenrudimente im Sinne eines Dysgerminoms bzw. Gonadoblastoms.

Patientinnen mit XY-Gonadendysgenesie können H-Y-Antigen-positiv und -negativ sein [7, 10, 12, 14]. Man nimmt deshalb an, daß es 2 verschiedene Formen von XY-Gonadendysgenesie gibt. Die H-Y-positive Form ist häufiger und dürfte am ehesten auf einer Ineffektivität des H-Y-Antigens beruhen (Defekt des gonadenspezifischen H-Y-Antigenrezeptors?). Testikuläre Strukturen können sich unter diesen Umständen nicht, bei partiellem Defekt allenfalls rudimentär bilden. Aber auch eine regelhafte Ovarialentwicklung kann nicht zustande kommen, da 2 intakte X-Chromosomen fehlen. So bildet sich nur eine Streak-Gonade.

Die H-Y-negative Form der XY-Gonadendysgenesie könnte durch eine Mutation des oder der für die Struktur des H-Y-Antigens verantwortlichen Gene entstehen. Da diese offenbar auf Autosomen liegen, wären diese Patienten homozygot für eine autosomal-rezessive Mutante. Zudem könnte ein Defekt des X-chromosomalen Systems immer nur durch eine Mutation, nicht aber durch die Transmission eines mutanten Gens bedingt sein.

Klinisch besonders wichtig ist die Beobachtung, daß Dysgerminome und Gonadoblastome bisher nur in H-Y-Antigenpositiven Fällen auftraten. Hier spielt offenbar die Tatsache eine Rolle, daß rudimentäre testikuläre Strukturen eine besondere Neigung zur malignen Entartung haben und derartige Strukturen bei völligem Fehlen des H-Y-Antigen nicht induziert werden. Insofern erscheint der H-Y-Antigenstatus bei der XY-Gonadendysgenesie von prognostischer Bedeutung zu sein [7, 10].

Literatur

1. Bühler EM (1980) A synopsis of the human Y-chromosome. Hum Genet 55: 145
2. Davis RM (1981) Localisation of male determine factors in man: A thorough review of structural anomalies of the Y-chromosome. J Med Genet 18: 161
3. Gordon JW, Ruddle FH (1981) Mammalian gonadal determination and gametogenesis. Science 211: 1265
4. Haseltine FP, Ohno S (1981) Mechanismus of gonadal differentiation. Science 211: 1272
5. Müller CR, Migl B, Traupe H, Ropers HH (1980) X-linked steroid sulfatase: Evidence for different genedosage in males and females. Hum Genet 54: 197
6. Müller U, Aschmoneit I, Zenzes MT, Wolf U (1978) Binding studies of H-Y-antigen in rat tissues. Indications for a gonad specific receptor. Hum Genet 43: 151

7. Passarge E, Wolf U (1981) Genetic heterogeneity of XY-gonadal dysgenesis (Swyer-Syndrome): H-Y-antigen-negative XY gonadal dysgenesis associated with inflammatory bowel disease. Am J Med Genet 8: 437
8. Shapiro LJ, Mohandas T, Weiss R, Romeo G (1979) Non-inaktivation of an X-chromosome locus in man. Science 204: 1224
9. Silvers WK, Wachtel SS (1977) H-Y-Antigen: Behavior and function. Science 195: 956
10. Simpson JL, Blagowidow N, Martin AO (1981) XY-gonadal dysgenesis: Genetic heterogeneity based upon clinical observations, H-Y-antigen status and segregation analysis. Hum Genet 58: 91
10a. Stolecke H (Hrsg) (1982) Endokrinologie des Kindes- und Jugendalters. Springer, Berlin Heidelberg New York
11. Wachtel SS, Ohno S (1979) The immuno genetics of sexual development. Prog Med Genet 3: 109
12. Wachtel SS, Koo GC, De La Chapelle A et al. (1980) H-Y-Antigen in 46,XY gonadal dysgenesis. Hum Genet 54: 25
13. Wolf U (1978) Zum Mechanismus der Gonadendifferenzierung. Bull Schweiz Akad Med Wiss 34: 357
14. Wolf U (1979) X-Y-gonadal dysgenesis and the H-Y-antigen. Report of 12 cases. Hum Genet 47: 269
15. Wolf U (1980) Geschlechtsumkehr beim Menschen infolge genetischer Defekte im H-Y-Antigen-System. In: Spranger J, Tolksdorf M (Hrsg) Klinische Genetik in der Paediatrie. Thieme, Stuttgart, S 20
16. Wolf U, Fraccaro M, Mayerová et al. (1981) A gene controlling H-Y-antigen on the X-chromosome. Tentative assigment by deletion mapping to Xp 233. Hum Genet 58: 25

P. Hürter
Diabetes bei Kindern und Jugendlichen

Klinik Therapie Rehabilitation

Mit einem Beitrag von H. Hürter und einem Geleitwort von Z. Laron
2., vollständig überarbeitete und erweiterte Auflage. 1982. 50 zum Teil farbige Abbildungen, 52 Tabellen. XVI, 325 Seiten. (Kliniktaschenbücher). DM 29,80.
ISBN 3-540-11035-6

Das jetzt in zweiter, völlig überarbeiteter und erweiterter Auflage vorliegende Taschenbuch berücksichtigt die in den letzten Jahren gewonnene Vielzahl neuer Erkenntnisse auf dem Gebiet des Diabetes sowie die Skala therapeutischer Möglichkeiten. Besonders ausführlich wird auf die diabetische Mikroangiopathie und andere Spätkomplikationen eingegangen, die Therapie der diabetischen Ketoacidose erläutert sowie eingehend die Indikation und Durchführung der psychologischen Betreuung diabetischer Kinder und Jugendlicher und ihrer Eltern dargestellt.

„Das Taschenbuch ist unentbehrlich für jeden, der diabetische Kinder und Jugendliche zu betreuen hat, jedoch wird auch der Internist, der nur Erwachsene betreut, manches finden, was für seine Tätigkeit wichtig ist." *(Pro Medico)*

Endokrinologie des Kindes- und Jugendalters

Herausgeber: H. Stolecke
Unter Mitarbeit zahlreicher Fachwissenschaftler
1982. 114 Abbildungen, 90 Tabellen. Etwa 624 Seiten. Gebunden DM 148,-.
ISBN 3-540-11433-5

Dieses Buch behandelt die normalen und pathologischen hormonell gesteuerten Funktionen und Entwicklungsvorgänge vom Säuglings- bis zum jugendlichen Erwachsenenalter. Nach einer kurzen Übersicht über Art und Wirkungsweise von Substanzen mit Hormoncharakter werden physiologische und krankhafte Abläufe in der Funktion endokriner Organe bzw. Systeme dargestellt, wobei klinische Gesichtspunkte im Vordergrund stehen. Der patientenbezogene Schwerpunkt liegt dabei im Kindes- und Jugendalter. Wachstum und Pubertät sowie verschiedene praktisch-klinisch besonders wichtige Entitäten wie Adipositas, Diabetes mellitus, Blande Struma, Intersexualität, Genetische Beratung, Kinder- und Jugendgynäkologische Probleme u.a. werden ausführlich dargestellt.
Hervorzuheben ist die Intention, die endokrinologische Entwicklungsdynamik unabhängig von fachspezifischen Altersbegrenzungen tradierter Art erkennbar werden zu lassen. Autoren der Pädiatrie, Inneren Medizin, Gynäkologie, Humangenetik und experimentellen Endokrinologie haben unter dem Dach der Endokrinologie das Thema fachübergreifend dargestellt.
Das Buch vermittelt den aktuellen Wissensstand und spricht auch ungelöste Probleme an. Eine umfangreiche Bibliographie zu jedem Kapitel ermöglicht eine spezielle und vertiefende Lektüre.

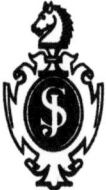

Springer-Verlag Berlin Heidelberg New York

Pädiatrie: Weiter- und Fortbildung

Herausgeber: H. Ewerbeck

Die Reihe Pädiatrie: *Weiter- und Fortbildung* macht in gedrängter und systematischer Form dem in Klinik und Praxis tätigen Arzt neue Forschungsergebnisse über Diagnose und Therapie pädiatrischer Erkrankungen zugänglich. Diese Informationen werden so angeboten, daß sie der Leser ohne Zeitverlust und ohne Lektüre unwesentlicher Einzelheiten aufnehmen kann. Die einzelnen Bände erscheinen auf allen Spezialgebieten der Kinderheilkunde.

Gastroenterologie
Redaktion: R. Grüttner
Unter Mitarbeit zahlreicher Fachwissenschaftler
1980. 6 Abbildungen, 11 Tabellen. X, 146 Seiten.
DM 24,80. ISBN 3-540-10087-3

Infektionskrankheiten
Redaktion: O. Vivell
Unter Mitarbeit von F. Bläker, D. Feist, W. Klietmann, T. Luthardt, W. Weihmann, E. Zillessen
1980. IX, 94 Seiten. DM 19,80. ISBN 3-540-10108-X

Neuropädiatrie
Redaktion: F. Hanefeld
Unter Mitarbeit von A. Kohlschütter, H. Siemes, U. Stephani
1981. XII, 102 Seiten. DM 19,80. ISBN 3-540-10939-0

Säuglingsernährung heute
Redaktion: R. Grüttner
Unter Mitarbeit zahlreicher Fachwissenschaftler
1982. 50 Abbildungen, 57 Tabellen. XIV, 195 Seiten.
DM 34,-. ISBN 3-540-11016-X

Herz und Kreislauf
Redaktion: J. Stoermer
Unter Mitarbeit zahlreicher Fachwissenschaftler
1982. 30 Abbildungen, 9 Tabellen. XIV, 188 Seiten.
DM 32,-. ISBN 3-540-11015-1

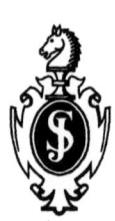

Springer-Verlag
Berlin
Heidelberg
New York

MIX
Papier aus verantwortungsvollen Quellen
Paper from responsible sources
FSC® C105338

If you have any concerns about our products,
you can contact us on
ProductSafety@springernature.com

In case Publisher is established outside the EU,
the EU authorized representative is:
**Springer Nature Customer Service Center GmbH
Europaplatz 3, 69115 Heidelberg, Germany**

Printed by Libri Plureos GmbH
in Hamburg, Germany